JN234651

学生とともに創る
臨床実習指導
ワークブック

第2版

（執筆順）

藤岡完治
元京都大学教授

安酸史子
防衛医科大学校医学教育部教授

村島さい子
創価大学看護学部教授

中津川順子
前東海大学健康科学部
准教授

医学書院

学生とともに創る臨床実習指導ワークブック

発　行	1996年 3 月 1 日　第 1 版第 1 刷
	1998年 9 月 1 日　第 1 版第 3 刷
	2001年 3 月 1 日　第 2 版第 1 刷Ⓒ
	2018年12月15日　第 2 版第14刷

著　者　藤岡完治・安酸史子・村島さい子・中津川順子
発行者　株式会社　医学書院
　　　　代表取締役　金原　俊
　　　　〒113-8719　東京都文京区本郷 1-28-23
　　　　電話 03-3817-5600(社内案内)

印刷・製本　真興社

本書の複製権・翻訳権・上映権・譲渡権・貸与権・公衆送信権(送信可能化権を含む)は株式会社医学書院が保有します．

ISBN978-4-260-33084-8

本書を無断で複製する行為(複写，スキャン，デジタルデータ化など)は，「私的使用のための複製」など著作権法上の限られた例外を除き禁じられています．大学，病院，診療所，企業などにおいて，業務上使用する目的(診療，研究活動を含む)で上記の行為を行うことは，その使用範囲が内部的であっても，私的使用には該当せず，違法です．また私的使用に該当する場合であっても，代行業者等の第三者に依頼して上記の行為を行うことは違法となります．

JCOPY〈出版者著作権管理機構　委託出版物〉
本書の無断複製は著作権法上での例外を除き禁じられています．複製される場合は，そのつど事前に，出版者著作権管理機構(電話 03-5244-5088，FAX 03-5244-5089，info@jcopy.or.jp)の許諾を得てください．

第2版 序

　本書の初版が出版され，5年の歳月が過ぎた．その間，幸いにも看護臨床実習教育に携わっている多くの読者を得ることができた．そして筆者らは臨床実習指導者講習会や看護教員研修会に招請され，講演やワークショップを行なってきた．その中で臨床実習指導者や看護教員から直接意見をもらいながら，説明の仕方を変えていったり，ワークを改良したりしてきた．臨床実習指導者や看護教員からの共感的な反応には，時に厳しい指摘を受けることもあったが，いつもとても勇気づけられ，そのことでさらに考えを深めていくことができた．

　初版の執筆時には，約1年半の間に7～8回の話し合いの場を設けて，執筆者同士が教育実践の中で考えてきたこと，感じてきたことを自由に話し合い，意見を述べあいながら本を創ってきた．執筆者3人が専門とする領域を異にしていたので，それぞれの教育実践における実践知を出し合い，意味づけをしながら本を創っていくという，相互学習の場であった．今では懐かしい思い出である．

　初版の出版時には，自らの教育実践の中での確かな手応えはあるものの，概念と実践の統合を十分に記述できていないと感じていた．しかし，それでも読者の率直な批判を受けることで，われわれの提唱した考え方を成長させていくことができたらという思いで出版に踏み切った．

　5年の間に執筆者らは全員所属が変わり，各専門領域での活動が多くなった．初版の時のようにはディスカッションすることはできなかったが，執筆者が分担執筆することで改訂版に取り組んだ．第2版では中津川が新たに加わった．中津川は，この5年の間に行なったいくつかのワークショップにファシリテーターとして参加しており，第2版では主に臨床実習教育のワークの全体の見直しに関わってもらった．

　初版は，執筆部分の分担はしたが，実質的には持ち寄って全体で検討を加えながら執筆していったということから，共著とした．しかし第2版では，話し合う時間がとれなかったこともあり，執筆部分の文責を明示した．基本的な考え方は共通であるが，微妙に考え方のずれるところが出てきた．しかしその違いこそ，むしろ本書および執筆者相互の成長の軌跡ではないかと考えている．

　初版同様，読者の方々からの忌憚のない批評を大いに期待している．医学書院の河田由紀子・武田誠両氏には，忍耐強く改訂作業につきあっていただいた．改めて感謝申し上げたい．

2001年2月

執筆者を代表して　安酸史子

初版 序

　看護教育における実習の意味が問われてきている．多くの看護教員，臨床の指導者が，実習に対して教育学的にアプローチするとはどういうことかに強い関心を寄せ，臨床実習の授業としての成立に努力されている．しかし，教育学的とはどういうことか，実際にどのように関わればいいのか，自信が持てないという教員の方が多いのが実状ではないだろうか．本書は臨床実習に対するこれまでの考え方を整理し，臨床実習を教育の場として，授業として構築していくための新しい考え方を提案している．

　看護が臨床の場におけるある種の「技術」であることは，誰もが認めることである．臨床実習はそういう意味で実践能力を育てる場である．以前から理論と実践の統合が叫ばれ，最近では臨床実習の授業としての成立ということがしきりに強調される．それは実習が単なる知識の応用ではない，また逆に，小手先の技能のトレーニングでもない，まして単に臨床現場になれる体験でもないということを強調せんがためであろう．

　本書は理論編，実践編，事例編から構成されている．理論編は看護教育の中での臨床実習の位置づけを理論的に整理している．その上で臨床実習を授業として成立させるために，授業，学力，カリキュラム，教材，授業分析といった看護教育学の基本概念を新しい角度から検討している．ここでは臨床実習で身につける学力とは，「実践知」そのものであるという考え方を提案している．「実践知」とは，身体を通して物事を知るという知のあり方である．人は「語ることができるより，多くのことを知ることができる」(M. ポラニー)．臨床実習が，知識の単なる適用の場でも理論の応用の場でもないということの意味はそこにある．

　実践知は，それを経験することによって獲得される．そこで，学習者による経験の意味づけが最も重要であり，教育者の関心は学習者が自分の経験を意味づける過程を促進し援助することに向けられるべきである．本書はそういう立場から，臨床実習指導のあり方を考えている．

　実践編は，理論編の考え方に沿って，実習指導の方法が実際に作業を通して経験できるようにワークブックの形式で構成されている．その中のワーク(実習)の一つひとつは，臨床実習指導者が，看護学生が問題解決のプロセスにおいて，「実践知」を形成していくために，どのように援助するのかについての自分の援助理論(教育理論)を作るための場を提供している．つまり学生が「実践知」を身につける(学ぶ)ことを援助するとはどういうことかを，教師自身がからだを通して学ぶためのワークブックなのである．

　本書は臨床実習教育の進め方といった，単なるハウツーの提供を目的としてはいない．臨床実習の教育学は，臨床実習を授業として成立させようとする営みを積み重ね，それを対象化することによって徐々に形成される．そういう意味で，本書は臨床実習の教育学を確立するための授業研究コースである．

著者の3人はそれぞれ教育学，看護教育学の研究者と看護教員である．本書は専門を異にする者が，臨床実習を授業として成立させるとはどういうことかについての共同学習と対話をすすめる中から生まれた．それは「実践知」とは何か，それはどのように学ばれるのか，授業とは何か，教育とは何か等々について，私たちに回答を迫るものであった．筆者の1人(藤岡)は，すでに看護教員の授業研究のためのコースとして『看護教員のための授業設計ワークブック』を医学書院より上梓している．本書は臨床実習に焦点を当てた前書の姉妹編と考えていただきたい．

　1996年2月

　　　　　　　　　　　　　　　　　　　　　　　　　　筆者を代表して　藤 岡 完 治

本書の使い方

⊙ 本書は，臨床実習に携わる教員および臨床実習指導者が実習指導の方法について実際に体験しながら学ぶ学習コースである．臨床実習が授業として成立するとはどういうことか，それが教育であるとはどういうことかについて，あなたのコース学習の経験を通して学ぶ．

⊙ このコースは理論編，実践編，事例編からなる．読者はそのどこから読み始めても，各々を行き来しながら読んでもかまわない．

⊙ テキストはいわゆる教科書ではない．読んで体系的な知識を身につけるとか，わからないことを調べる，といった目的で作られてはいない．

⊙ このコースはあなた自身の臨床実習の経験や教える経験が，学習を進めていくうえでの大切なリソース（財産）であると考えている．これまでの学び経験，指導経験をできるだけ学習の場に持ち込んでほしい．実習生を理解したり，教師としての自分自身を理解していくうえで必ず大きな力になるはずである．

⊙ このコースは臨床実習の大まかな流れを想定してできている．実習の1つひとつの場面であなたの感じたこと，考えたことを記録し，そこで起こっていることを理論の力も借りながら，あなた自身の言葉で明確化してみてほしい．後からふり返った時，あなた自身の臨床実習についての理論の輪郭が見えてくるはずである．

⊙ 実践編においては，ひとまとまりの学習経験が「UNIT」として提供されている．UNITは全部で9あり，その中がさらに1〜4の「WORK」に分かれている．

⊙ WORKは次のように構成されている．

> テーマ：どのような学習活動をするのか．
> 内　容：その学習活動の中で学ぶことが予想される学習内容．
> 方　法：学習の進め方や，活動の指示．
> 時　間：予想されるWORKに必要な時間．
> 解　説：WORKを意味ある経験にするためにわかりやすく解説を加えた．
> ●テーマによっては，SAMPLEを示した．

⊙ このコースは学習の場を提供したり，学習を促進したり，学習のプロセスが記録として残るように配慮して作られている．その過程で，実習教育を考える際に重要な「問題」を見出し，それと取り組む中で，そのつど自分なりの解決を図りながら，学んでいくのはあなた自身である．

⊙ このコースにはいわゆる正解はない．学習の中で，あなたの実習教育にとって，意味のある問題を取り出し，プロセスにおける学びを意味あるものにするのはあなた自身である．UNITを取り組む中での「今・ここ」における経験を大切にしていただきたい．

CONTENTS

第2版 序	3
第1版 序	5
本書の使い方	7

序章 ———— 藤岡完治

臨床実習教育をめぐる状況	2
臨床の知に焦点化された臨床実習教育	3
臨床の知の形成と教材化	3
臨床実習の授業としての成立	4
ワークブックの意味	5

第1部
臨床実習教育の理論 ———— 安酸史子

1. 臨床実習教育とは ———— 8

臨床実習教育の目的	8
臨床実習教育における「技術」	9
臨床実習教育のめざす学力	11
めざす学力と実習のタイプ	13
臨床実習教育のカリキュラム	15

2. 臨床実習における教材と教材化 ———— 20

臨床実習における教科内容と教材	20
学生の経験を教材にする意味	26
臨床実習教育における教材化とは	27
教材化を展開していく関わり	28
教材化のために教師に求められる能力	29

CONTENTS

　　教材化のために学生に求められる能力──────────────30

3. 指導型の実習教育と学習援助型の実習教育の違い──────32

4. 学習意欲を高める教育──────────────────34
　　自己効力理論の活用────────────────────34
　　教師の自己効力─────────────────────36

5. 実習評価の方法────────────────────37
　　誰が誰(何)を評価するのか──────────────────37
　　評価の機能───────────────────────39

6. 看護教師と臨床実習指導者の協働──────────────41

第2部
臨床実習における教育的関わり ──────── 藤岡完治

1. 授業としての臨床実習────────────────44
　　授業としての臨床実習が意味するもの──────────────44
　　学生が授業としての臨床実習を通して学ぶもの─────────46
　　臨床の知の構造─────────────────────47
　　臨床の知の深化─────────────────────51

2. 臨床実習をデザインする──────────────54
　　臨床実習という学習の場の特徴──────────────54
　　臨床実習をデザインする方法──────────────55

3. 臨床実習における教師・指導者の関わりの原則 ―― 59

人間的状況に出会わせること ―― 59
感情を受け入れ，問題事態を意識化すること ―― 60
モデルを示すこと ―― 60
技能中心主義からの脱皮 ―― 62
概念主義からの脱皮 ―― 62
看護に焦点化し，言語化，記録を急がない ―― 62
方法論的な問いを形成すること ―― 63
歴史性を重視すること ―― 64
自己を学ぶ ―― 64
協働することのよさに焦点化する ―― 65

4. 臨床実習と講義を結合する ―― 67

「知る」ということは何か ―― 67
「考える」とはどういうことか ―― 67
「わかる」ということとは ―― 68
持っているものを引き出す ―― 68
学習における個性化 ―― 68
自分への信頼に向けて ―― 69

第3部
臨床実習教育をワークする ―― 村島さい子・中津川順子

UNIT-0　実習指導の流れをつかむ ―― 72

WORK 0-1　実習指導の流れの概略をイメージする ―― 72

UNIT-1　実習生の立場から実習の意味を考える ―― 74

WORK 1-1　自分が看護の実習生だった時の体験を考える ―― 74

CONTENTS

| WORK 1-2 | 自分が経験した実習と今の看護のつながりを考える | 76 |
| WORK 1-3 | 実習生にどんな実習を期待しているのか明らかにする | 77 |

UNIT-2　実習生を把握する ———— 78

WORK 2-1	実習校の教育目的・目標を確認する	78
WORK 2-2	この実習の目的・目標を認識する	79
WORK 2-3	実習生自身が課題と考えていることを明確にする	80
WORK 2-4	実習生のレディネスを記述する	83

UNIT-3　実習指導の方向をつかむ ———— 85

WORK 3-1	実習指導に対する教師としてのねがいを明確にする	85
WORK 3-2	自分自身の指導観・看護観を確認する	87
WORK 3-3	実習指導の目標を明確にする	88
WORK 3-4	実習指導に当たって予想される困難なことを明確にする	89

UNIT-4　実習場の教育環境を整える ———— 90

| WORK 4-1 | 実習生が病棟に入ることの影響を考える | 90 |
| WORK 4-2 | 実習生を迎えるために病棟の教育環境を整える | 92 |

UNIT-5　受け持ち患者を決める ———— 94

WORK 5-1	実習生(学生)の希望を聞く	94
WORK 5-2	病棟管理者と話し合い，対象患者のリストを作成する	96
WORK 5-3	患者への説明を行い，了解を得る	97
WORK 5-4	実習生(学生)に受け持ち患者を決めさせる	98

UNIT-6　実習生の課題を把握する ———— 99

| WORK 6-1 | 教師と実習指導者が協力して，実習の展開を予測する | 99 |
| WORK 6-2 | 実習生の課題を明確化する | 103 |

UNIT-7　実習場面の教材化を図る ―― 105
WORK 7-1　実習場面の教材化を行う ―― 105
WORK 7-2　実習記録を読み，教材化を図る ―― 108

UNIT-8　実習指導の自己評価 ―― 110
WORK 8-1　実習指導の自己評価 ―― 110
WORK 8-2　実習生への関わりをスタッフで話し合う ―― 112

第4部
臨床実習教育の実践例 ―― 安酸史子

1. 臨床実習教育の授業分析の方法 ―― 114
指導過程記録用紙と分析視点 ―― 114
指導過程の分析 ―― 118
指導過程記録用紙による授業分析の実際 ―― 118

2. どのように教材化するか ―― 131
学生と受け持ち患者の概要 ―― 131
看護実習の学習内容と指導計画 ―― 132
実習全体の概要 ―― 132
評価 ―― 137

さくいん ―― 141

序章

藤岡完治

臨床実習教育をめぐる状況

　本書の初版が出版されて5年になる．この間医療をめぐる環境は激しく変化している．IT革命に呼応するように，医療の技術革新が急激に進んでいる．介護保険に象徴される，医療の社会的環境の変化も激しい．生命倫理にまつわる議論が医療分野を越えて，広く社会の関心を引き起こしている．毎日のように医療事故が報道され，しかも看護の問題が関与することも少なくない．4年制大学の新設は増加の一途をたどっている一方で，准看護師課程をどうするのかといった議論も決着を見ないと言ったように，看護教育をめぐる制度改革も方向性が定まっていない．

　こうした医療や看護教育をめぐる変化の激しい状況下での5年であったが，幸いにも初版本は看護教育，臨床実習に携わる多くの方々の関心を引きつけ，また多くの読者を得ることができた．その背景には，上に述べた医療環境の急激な変化を目の当たりにして，社会が看護の質に強い関心を抱き，臨床現場も看護教育もそれに応える必要を強く意識し始めているからであろう．そして何よりも臨床実習教育の内容と質が，これからの看護の質を規定する鍵として注目されてきているからであろう．

　もう1つの背景としては，「臨床の知」をはじめとする「知」の捉え方の大転換がある．「知ること（＝knowing）」がもっぱら言葉による世界把握であるとする近代の「知」の捉え方，あらゆる事象を目的合理的に説明しようとする思惟様式が行き詰まり，今日「知る」とはどういうことかについて根本的な問いが発せられている．心理学や認識論における「多元的知性」(H.ガードナー)，「EQ(こころの知能指数)」(D.ゴールマン)，「暗黙知」(M.ポラニー)，「状況認知」(J.レイブ)，「実践知」(D.ショーン)，「社会的認知」(Y.エングストローム)などの問題提起は，「知る」ことが概念的な理解を超えた，暗黙の，身体的，社会的，行動的な次元を含む，もっと複雑で，奥行きのある出来事であることを教えている．

　それはまさに"看護の「知」とはどのようなものか"の問いに直結するものである．なぜなら，看護の知は看護技術そのものであり，それはまさに人間的状況，関わり，身体，実践知などを基本概念とする「臨床の知」に他ならないからである．臨床心理学は言うに及ばず，臨床哲学，臨床社会学，臨床教育学など，哲学，社会学，心理学，教育学など既成の諸学問が「臨床」をキーワードに学問の再構築を試み，その際，医療や看護に熱いまなざしを送っているのは，上記の「知」

の見直しの動きと無縁ではない．

臨床の知に焦点化された臨床実習教育

　しかし，看護や看護教育がそのような「知」の組み換えの動向に対し，自覚的であるかというと必ずしもそうとは言えない．臨床の経験を看護学生自らが意味づけながら，経験そのものを深化発展させていくプロセスの中で，臨床の知としての看護技術が獲得される，そのプロセスを支援するのが臨床実習教育であると考え，看護教育のカリキュラムや，看護教育方法を見直そうとする者はまだ少数派である．講義では知識や理論を学ぶ，臨床実習はそれを実際に応用する(theory into practice)といった，理論と実践を二分して考える既成観念はまだ強い．臨床実習指導においても，「なぜ」，「どうして」と学生による臨床経験の言語化を急ぐ光景は消えないし，記録を唯一の根拠に学生の臨床実習の経験を評価する傾向もまだ優性である．

　本書では看護技術を臨床の知として捉えること，臨床実習教育は臨床の知の獲得に焦点化して行われるべきことを，理論的に整理し，初版に比してさらに明確に打ち出している．初版においても臨床実習教育が学生に育てる学力として知識，看護行為，技能，経験をあげ，そのどれか1つに限定することは誤りであるが，今日経験としての学力を中心に臨床実習を見直す必要性を強調した．本書ではこの基本線を引き継ぎつつ，さらに臨床の知を育てるという視点からカリキュラム，教材，学力，実習指導の関連を整理して論じている．

　看護臨床実習は学生が患者の世界に身体的に関与し，援助を必要としている患者の人間的状況を感知し，その意味(ニーズ)を把握し，その人間的状況に即座に，身体で応答する，主体的実践である．そのプロセスは同時に学生が自己概念の変容を経験するプロセスでもある．その経験の全体が臨床の知が生成してくる温床である．すなわち臨床の知は，状況の知であり，実践の知であり，相互的関わりの知であり，身体の知であり，自己の知なのである．

臨床の知の形成と教材化

　理論編において，本書が初版に比して大幅に加筆修正したのは，「教材化」に関してである．

　すでに述べたように，初版において学生が実習における経験を自ら意味づけていくことの重要性を指摘し，それを可能にするためには「教材化」が図られなければならないという考えを展開した．この「教材化」は，臨床の知に焦点化した臨床実習のあり方を方向づける

ものとして，看護教育や臨床実習指導に携わる方たちが強く関心を向けるところとなった．筆者らが招請される多くの臨床実習指導者講習会，看護教員研修会のテーマに「教材化」と銘打ったものが多いこと，看護関連学会の研究発表に「教材化」に関するものが見られるようになったことでもそのことがうかがえる．

　教材化は教授素材が学生の中で機能することに光を当てたことで，教材の機能面について語っているのだということもできよう．すなわち「素材の教材化」である．しかし本書で問題とする「教材化」の主張は，経験を学力とする看護教育において「教材」とは何かといった問題提起を含むものである．看護教育，とりわけ臨床実習指導における教師や臨床実習指導者の「教材化」とは，看護技術が臨床の知として経験される場を準備提供することである．準備提供するということは学習環境を前もって設定して，後は学生に任せるということではない．その時々に学生が「看護」を経験する場をデザインすることであり，実際に学生が「看護」を経験しているかどうかを読み取ることであり，学生がその時，その場で経験していることを「看護」として意味づけるのを支援することを含む．「教材化」は学生の経験と教育者の指導が切り結び，それが臨床の知に焦点化されるための鍵となる概念なのである．

　第2版ではこの「教材化」の概念をさらに明確化し，教科内容と教材化，学生の経験と教材化，教材化における教師および臨床実習指導者の関わり，教材化を可能にする教師と学生の能力について一歩踏み込んで論じている．

臨床実習の授業としての成立

　初版の出版当時は「臨床実習指導が授業として成立するとは，どういうことか」という問題意識が看護教育関係者の中から生まれていた．当時のそれは，未分化なさまざまな内容を含んだ問いであったといってよい．例えば，学校における講義と臨床実習の有機的連関をどう図るかであり，臨床実習はどのような学力をつけるのかであり，臨床実習に学生の学びの場としてのダイナミズムを持たせるにはどうしたらよいかなどである．しかし当時は「臨床実習の授業としての成立」はいわばスローガンであり，その内容を具体的に規定されたものではなかった．

　授業は教師と学生とが教材を媒介に相互主体的に関わる中で，そこに何事かを経験し，その経験を意味づけていく過程である．経験とその意味づけは学習の本質に他ならない．臨床の知を中核に据えること

によって，講義，演習あるいは学内実習と臨床実習を包み込んで，看護教育が全体として何をなすべきかが明らかになるのである．その意味で臨床実習の授業としての成立というテーマは，授業とは何かという問いを媒介にして，講義や学内演習のあり方，ひいては看護教育に問題を突きつけているのである．

ワークブックの意味

　ワークブックはワークを通して学ぶということである．そこでは，「なぜワークか」，「どのようなワークか」が問題になる．一言で言えばワークブックの思想は何かということである．本書のワークは，ゴールがあってそのゴールに誰でも到達できるようにステップ-バイ-ステップに組み立てられているというものではない．むしろ学生指導に当たる方が，学生を中心に据えて学生が臨床の知を学ぶのを支援するという立場から，臨床実習の全過程をさまざまな角度から構想してみるのを援助することを目的としている．そのプロセスで，自分の看護観を改めて確認したり，自分が学生であった時の気持ちに立ち帰って，目の前の学生の願いや不安に共感したり，学生の置かれている人的，物的，時間的環境を見直してみたりというワークを展開する．

　本書はその意味で学生が臨床実習で学ぶとはどういうことかについて学び，学生が臨床実習で臨床の知を獲得していくのを支援するとはどういうことかを学ぶ，二重の学びの場の提供なのである．

第1部

臨床実習教育の理論

安酸史子

1 臨床実習教育とは

臨床実習教育の目的

　看護教育の中では，多くの時間をかけて臨床*実習が行われている．臨床実習は授業の一形態である．授業は教育の一環であり，その具体的基礎である．そこで臨床実習を教育として行うとは，どういうことを意味するのか考えてみる．本書でいう臨床実習教育(以下，実習教育)は"教育としての臨床実習"という意味である．

　実習教育の目的は教育施設によって，さまざまに表現されているが，筆者らは，大きく分けると次の4つになると考えている．
　①看護に対する関心と意欲を高めること．
　②関わりを通して対象を理解することを学ぶこと．
　③看護の専門的思考過程としての看護過程を展開する経験を持つこと．
　④学生自身の看護観を形成すること．

　臨床実習という授業の場は，学生にとって学内の講義や演習では学べないことを有形・無形に学ぶ機会にあふれている．看護に対する関心と意欲を高めることは，学生が初めて臨床の場に出る時の最大の目的であろう．実習教育が学内の演習と最も違うところは，患者と直接関わることであるから，観念的にだけでなく自分の身体感覚で対象を理解することを学べる大きな学習機会である．医学データやカルテに記載されている情報だけから対象をアセスメントすることは，学内演習でも学習できる．将来的にCAI教材がより開発されることによって，効率的に自己学習することが可能になってくると予測される．しかしながら「関係性」についての学びは，実際に患者と関わり，思い通りにいかなかった経験や思いの外うまくいった経験などを重ねる中で，自分自身の体感を通して理論と実践の隙間を埋めていきながら，学習していく内容だと考えている．そのため「関係性」に関しては，実習でしか深く学べない学習内容である．

　実習が進んでくると，教師や臨床指導者の助言を受けながら，専門的思考過程としての看護過程を展開する経験を重ねていくことができる．看護過程の展開そのものは，ある程度は学内での演習で学習可能

用語解説

〈臨床〉

"臨床"という言葉は，床に臨むと書き，ベッドサイドつまり病院での経験だけを指す言葉のように感じられるという理由で，看護界では地域や職域を含めた言葉として"臨地"という用語が使われている．しかしながら，本書では「臨床知」を学ぶ経験にこだわるために，あえて臨床という言葉を使う．以下，実習教育に関しても，臨地実習ではなく，臨床実習と使うのはそうした理由による．もちろん，地域や職域での実習を含めた広い概念で考えている．

ではあるが，どうしても臨場感が薄く，しかも現実の看護は紙上患者では想像できないような状況の中で進行することが多いので，実習での学びの広がりは大きい．小さなことであっても成功体験を持つことができれば，学生は次の課題に挑戦できるのである．そうした経験を通して，最終的には学生が自分なりの看護観を形成することが実習教育の目的だと考えている．

臨床実習教育における「技術」

　ここで技能と技術について考えてみたい．「技能」は知的技能と運動技能に分けられるが，一般には，運動技能の修得のみをめざすものを技能教育と定義し，知的技能の修得をその教育の中心におくものを技術教育と定義する．知的技能は，技術の「原因」であり，運動技能は技術の「結果」と考えられる．技能教育では，技術の結果である運動技能を手順の型で覚え，真似することが必要である．これに対し，技術教育においては，技術の原因である知的技能を覚え，真似することが必要である．技能教育においても，技術教育においても「型」を覚え，真似るという点に関しては同じであるが，真似る対象が，技術の「結果」であるか「原因」であるかによって，学生の学習過程は大きく異なる．佐伯によると[1]，教育的でないと批判される物真似は，「結果真似」の方であり，学生が真似によって成長するのは「原因真似」によるという．

　看護技術教育においては，看護教師には知的技能と運動技能の両方が必要である．しかしながら，非常に高度で芸術的ともいえるような看護技術を提供できる看護教師が，その看護技術をすべて言語化して説明できる知的技能を併せ持っていない場合がある．知的技能の未熟さは看護教師の個人的能力不足というだけでなく，看護技術学の学問的な未成熟さの反映でもある．また看護技術を詳細に分析し説明できる知的技能を有している看護教師がいたとしても，その看護技術を実施してみせる運動技能を併せ持っていない場合がある．そのため実際には，教師は自らの知的技能と運動技能をアセスメントして，強みは活用し弱いところは補う何らかの手段を講じながら，看護技術教育をしていく必要がある．

　臨床実習教育を行うにあたって考えなければならない技術は2つある．1つは教育内容としての「看護技術」であり，もう1つは看護技術を教える教育方法としての「教育技術」である．これら2つの技術に共通するのは，対象が人間であるということである．

　現代の技術は，すべてが科学や技術学の法則を適用して展開されて

用語解説

〈看護技術と教育技術〉

看護技術とは，看護学の知識や看護技能が態度として統一されて人間（看護者）の意識的な行動力として表現されたものである．対象が人間であるという特性は，教育技術と同じである．教育技術は教育学の知識や教育技能が態度として統一されて人間（教師）の意識的な行動力として表現されたものだと言える．
言い換えれば，看護技術は看護観の表現されたものであり，教育技術は教育観の表現されたものである．

いるわけではない．看護技術とは，看護学の知識とか看護技能が態度として統一されて人間の意識的な行動力として表現されたものである．対象が人間であるという特性から，一般の生産技術と異なり，相互主体的な関わりが看護技術の基本となる．そのため科学的な説明にはなじまないけれども，経験の中で積み上げられた種々の情報が活用されていることがある．客観的・論理的に説明されない「経験」が重要な意味を持っている．手段として使われる諸技術（看護技能）と看護技術は概念的に区別されるべきである．

たとえば，清拭技術は，どんなに正確に教科書通り実施したとしても，そのままでは看護技能ではあっても看護技術とは呼べない．看護技術であるためには，実施する人の看護観が清拭技術に反映されている必要がある．言い換えるならば，看護技術とは看護観の表現技術といえる．看護観は個人個人異なってよいが，看護技術は看護科学に裏づけられていなければ看護技術にはなり得ない．自らの看護実践を看護技術といえるためには，看護科学としての裏づけを持っている必要がある．

看護技術としての洗髪について美容師の行う洗髪と比較して考えてみたい（表1）．美容師が行う洗髪は看護技術とはいわない．あくまで美容技術としての洗髪である．洗髪技術そのものは大きく違わないが，それを支える知識と価値観が異なる．看護技術としての洗髪では，洗髪による受け手の生命力の消耗が最小限ですむように配慮され，頭皮や毛髪を保清する目的が大きい．一方，美容技術としての洗髪では，

表1　看護技術とは（洗髪を例に）

- **看護技術としての洗髪と美容技術としての洗髪の違い**
  看護学の知識＋洗髪技能＋看護観＝看護技術としての洗髪
  美容学の知識＋洗髪技能＋美容観＝美容技術としての洗髪

- **看護技術としての洗髪**

看護学の知識	頭皮および毛髪に関する正常と異常の鑑別（脂漏性皮膚炎，出血傾向，化学療法に伴う脱毛，など） 安静度から洗髪の身体への負荷の判断 異常がある時の対処方法（頭皮へのケア，毛髪への配慮，許容される時間，洗髪方法，など）
洗髪技能	一般的洗髪手順，洗髪用具を選ぶ基準，ベッド上での洗髪方法，洗髪台での洗髪方法，浴室での洗髪方法，など
看護観	安全であることが最優先 最も安楽な方法で施行 清潔であってほしい 爽快感を感じてほしい 身だしなみを整える，など

髪を美しく見せることが重視される．また美容技術としての洗髪では，受け手のニーズが最優先されるのに対し，看護技術としての洗髪では，健康上のニーズが加味されるため，医療者側のアセスメント能力が重視される．洗髪技術を支える知識は当然オーバーラップはあるが，看護学の知識としては身体疾患に関連した異常の判断とそれに伴う対処方法の知識が重要である．一方，美容学の知識としては，毛髪をいかにしたら美しく見せるかといったエステティックな知識が重要である．看護師の行う洗髪と美容師の行う洗髪で，一般的な洗髪手順は同じだと思われるが，看護技術としての洗髪では場に制限を受けることがあり，それぞれの条件に合わせた洗髪技術が必要である．美容技術としての洗髪では，洗髪の次にカットをするのか，パーマをかけるのか，あるいはパーマの後の洗髪なのかによって使用するシャンプーやリンス，時間などが違ってくるであろう．

臨床実習教育のめざす学力

　臨床実習教育で修得できる学力について考えてみる．一般的な学力としては，「知識」が考えられる．この学力は知的技能と言い換えることができる．次に清拭や洗髪，コミュニケーションなどの諸技術を上手に実施できる看護技能が考えられる．この学力は運動技能と言い換えることができる．さらに臨床現場は，看護学の知識と看護技能が態度として統一されて意識的な行動力として表現された「看護技術」という学力を身につける絶好の学習機会である．このうち知識と看護技能は学内でも獲得可能な学力であるが，看護技術に関しては，学内での学習には限界があるため，臨床実習教育で学習することが適している．

　最後に，「経験」という学力について考えてみたい．従来，経験は知識や看護技能を得るための手段と考えられてきた．経験したことは，学問的に解明されれば新たな知識や技能として学問体系の中に蓄積されていくという考え方である．その考えからすると経験したことは今はまだ科学的に説明できなくても，やがては解明されるはずのものなのである．

　しかし看護技術として経験されるものは，必ずしも科学的に証明できるものばかりとは限らない．たとえば，「しっくりこない」とか「共感しあう」という経験はどこまでいっても科学的・分析的には説明されない．そうした従来の科学では説明できない知の概念として，中村は「臨床知」という概念を提唱した．臨床知は学内での講義や演習だけでは学習できないものであって，経験としてしか学べない学力であ

る．だからこそ実習の意味があると筆者らは考えている．将来にわたって看護の諸技能を看護技術にそしてさらにアートにまで高めていくためには，経験という学力を学ぶ場として実習教育が非常に重要なのである．

看護の学力として「知識」「看護技能」「看護技術」「経験」について述べてきた．実習教育では，学生が学ぶ「学力」とはどれか1つの学力だけではない．しかしどの学力を大事にするかによって実習のあり方が違ったものになる．看護教育の歴史において，これまでどのような学力が求められてきたのであろうか．

古くは，徒弟制度のような見習いの下に行われてきた看護教育では，看護技能の修得が主な目標だった．短い期間で「とりあえず動ける」看護師を養成する場合には，「看護技能」の修得を目的とした養成が行われる傾向がある．しかし，こうした「看護技能」の修得を中心とする教育では，表面的なハウツーには長けてきたとしても，変動する社会のニーズや医療の高度化に対応できる力を身につけることは難しい．

このような教育の反省として看護学の知識を重視した教育が行われるようになったが，実践的な裏づけを十分に持たない知識重視の教育では，理論と実践の乖離が見られるようになった．理論と実践とは相補的に発展していくことが望ましいのであるが，知識重視の教育ではそれが望めず，知識偏重教育の限界が指摘されるようになってきた．

そこで実践能力が再認識されてきた．たとえば，理論的根拠を持った実践能力として看護技術の習得が目標とされ，看護教師の条件としては臨床経験が重視されるようになった．現在の多くの看護教育のタイプは，この看護技術の修得を目標にした教育である．

近年，看護学の知識はめざましい勢いで増え続けている．医療の高度化に伴い，看護で求められる課題は多くなった．言語化できないと学問として発展しないという理由で，膨大な記録が学生に課せられる．専門職としての思考過程を獲得するために，現場で記録やカンファレンスなどを活用して看護過程という技能のトレーニングが行われるようになった．

この傾向は現在において一層強化され，「看護診断」が看護過程の中に盛り込まれているところが多くなっている．教える側としては，学問としての看護の専門的知識と実践での生かし方を系統的にわかりやすく教えようと，さまざまな工夫を凝らしている．しかしながら，時として教える側も消化不良気味の知識を，時代の流れについていくために必死になって学生指導の中に盛り込んでいるのも現状である．学生が悲鳴をあげるのは，当然のことである．

めざす学力と実習のタイプ

　実習教育がめざす学力が何かに対応して，実習教育のウエイトの置き方が違ってくる．ここでは，目標とする学力に対応する実習のタイプを4つに分けて考えてみる．これらのタイプは概念化されたものであって，実際の実習はこれらを複合した形で行われる．

●見習い実習型

　パフォーマンスとしての「看護技能」の修得を目標にしている実習のタイプは，「根拠を考える」というよりも「優れた看護者を見習う」という学習形態をとるので，見習い実習型と名づける．

　このタイプの実習では「看護技能」の訓練の場として，実習が位置づけられる．指導者の「看護技能」の真似を何度も何度も実際に行ってみることによって，現場で必要とされている「看護技能」を覚えていくことが求められている．身体で覚えていくことが重要であるとされ，学生には，技能の理論的な解釈は求めず，技能の型を真似することが求められる．このモデルでは指導者には優れた臨床実習能力が必要である．そのため，現場で実際の業務に携わっている人が指導者になることが多い．歴史的に見ると，一般的に技術教育はすべて「見て習う」方式の徒弟方式で始まっている．

●知識適用型

　知識の修得を目標にしている実習のタイプは，知識を現場に適用して学ぶという学習形態をとるので，知識適用型と名づける．

　見習い実習型では，看護を学問として体系化できないという批判から，この実習モデルでは看護学の知識を実習で適用するというスタイルをとる．ここでは，講義で教わった知識や技能を現実の場で適用してみることが授業の中心になる．実習は講義で学んだ看護学の知識を現場で試してみたり，確認するというスタイルになる．

　このモデルでは理論を重視するので，教師には臨床技能的に優れていることよりも看護学の知識を持っていることが求められ，その結果，看護実践能力の軽視になってしまうこともある．しかし，現実の場面では理論をそのまま適用できないことのほうがむしろ多く，その時その場の状況に応答していく実践能力が必要となる．そのため，実践経験が少なく看護理論だけで指導に当たろうとした教師は，現実の壁に苦しむことになる．

●技術訓練型

　知識適用型の反省から，見習い実習型と知識適用型の混合型が模索され始めた．実際の看護場面では，やはり看護技術が患者に対するケアを提供する時に非常に重要だという認識から，技術の見直しがなされ，教師にも看護学の知識と同時に臨床実践能力が求められるようになった．教師は看護学の知識体系を講義・演習で教え，実習でそうした知識・技能を自ら統合するよう学生に求める．そのため，学生は膨大な記録を教師に確認してもらうことによって，正しく看護学の知識・技能を身につけたかどうかを評価してもらう必要がある．実践の場での応用力と看護学の知識体系を身につけた教師によって周到に準備された学習環境の中で，学生は教師によって導かれて看護学を実践の場で学習する．

●経験型（看護臨床学モデル）

　複雑な現象の中での経験を学習者が自ら意味づけしていくという学習形態をとる実習を経験型とよぶ．この型は，「臨床の知」という新しいパラダイムに基づく実習形態と考えているので，特に「看護臨床学モデル」と名づけた．

　看護学の知識は近年膨大な量となってきた．実習を看護学の知識・技能を統合する授業として組み立てようとすると，どうしても学生に課す記録の量が膨大になる傾向がある．教師は，看護学の知識を一生懸命学び，医学モデルではない看護学モデルで学生を教えようとがんばってきた．その結果，学生は教師から課せられた記録を埋めるために，ナースステーションなどでカルテの内容を書き写すことに必死になり，受け持った患者との会話も実習記録を書くための情報の収集のためという現象も指摘されてきた．家に帰っても，情報の整理，アセスメント，看護問題の抽出，看護計画，日々の計画など，山のような記録に追われ，実習中は睡眠不足が当たり前という状況に陥る．学生の素朴な思いや疑問・感想などはカンファレンスの場などで表現されることはあっても，教師が大切だと思う内容でなければその場限りになってしまう．これでは，先に述べた実践知の修得という大切な学習が抜け落ちてしまう．この看護臨床学モデルは，そうした反省から出てきた全く新しい考え方である．

　極端な言い方をすれば，学生は講義・演習で学んだ看護学の知識や技能をいったん忘れて，患者やその家族，医療従事者との関わりを経験する．つまり臨床の中にまずどっぷりつかるという直接的経験をする．その直接的経験から，学生が反省的経験を繰り返しながら学んで

いくという実習モデルである．現象だけでは，一見，見習い実習モデルと似ているが，臨床知を経験として学ぶという，新しい学力の形成を目的とした新しいパラダイムに沿ったモデルといえる．このモデルでは，学生は臨床においてさまざまな経験をし，その経験を自ら意味づけていくという学習プロセスをとる．教師はそうした学生の学習を援助していくのである．

　見習い実習モデルと異なるところは，このモデルでは見習うことを学生に義務づけていないという点である．学生が自らの経験に意味づけをしていく実習であるから，教師が学生に何かを提案することはあっても，何かをすることを学生に強要することはない．学生が指導者の提案とは異なる看護をする自由は保証されている．教師は学生に何かを教え込むのではなく，学生の自己決定を尊重し，学生の主体的な学びが進んでいくように助言したりモデルになったり，学習環境を整えたりするのである．

　この実習モデルでは，学生は既存の知識や技能の修得を求められていない．学生は自分の課題と自分のペースに合わせて学習する．直接的経験を通しての学生の新鮮な感性や素朴な思いから，反省的経験の学習が始まるわけである．学生は教室で教えられたことを思い出したり考えたりすることに神経を集中するのではなく，自分のやりたい看護や自分の感じたことを表現することに集中する．もちろん学生は自分の持っている知識や技能を総動員することになるし，知りたいと思ったことは調べるだろう．あるいは，教師や看護師に質問したりするだろう．教師は学生が表現した経験を教材化して，学生自身が自分の経験を意味づけることを援助するわけである．そのため，教師には知識・技能統合型モデルで求められた知的能力と臨床実践能力に加えて，学習者の主体的な学習を援助することのできる能力，つまり学習援助能力をバランスよく備えていることが求められる．

臨床実習教育のカリキュラム

　佐藤[2]によると「カリキュラム」という用語は，もともとラテン語の走路を語源とし，人生の来歴を含意する言葉であるという．カリキュラムが教育用語として登場したのは，大学の教育内容が国王や教会の統制を受けた宗教改革後の16世紀であり，権力の統制に反発した大学が，定められた教育内容のコースを強制的に走らされるという揶揄を込めて「カリキュラム」とよんだという．こうしてカリキュラムは，教科の課程と組織を意味する用語として定着してきたが，19世紀末のアメリカにおいて，教育行政と学校の権限の分離を背景として再定義

されている．教育行政の規定する教科課程の大綱を「コース・オブ・スタディ(学習指導要領)」とよび，カリキュラムは，学校において教師と子供が創造する教育経験の総体を意味する言葉となった．この定義でいえば，カリキュラムは学生にとっては「学びの履歴」であり，学生1人1人のカリキュラムは独自のものであるといえる．また同じくこの定義でいえば，カリキュラムは教える人と学ぶ人の共同作業によって作り出されては壊されていくものである．カリキュラムはプロセスであって，固定した不変のものではない．こうしたカリキュラム観に立った時に，学生の学びの履歴をいかに学生にとって有意義なものにできるかは，学生と教師の共同作業としての臨床実習教育をいかに展開していくことができるかにかかっている．

　カリキュラムを上述した定義で捉えたとしても，教科の課程と組織が不要であるわけではない．看護基礎教育課程における臨床実習教育がどのように位置づけられているかを見ていくと，歴史的に変遷してきたことがわかる．いくつかのモデルに分類して，その特徴を見てみよう．

●医学モデル適用看護教育モデル(図1)

　これは，領域別看護学と遊離した形で，診療科別の看護について実習の場で学ぶというモデルである．見習い実習型は，ほとんどがこのタイプである．知識適用型でも看護学の知識ではなく，医学知識の適用をめざす場合には，このタイプとなる．臨床実習が看護学の中に位置づけられていない点に注目してほしい．

●領域別看護教育モデル(図2)

　次に看護学を医学モデルではなく，看護学モデルで構築しようとする動きが活発になり，専門領域ごとに実習教育について考えるようになってきた．従来の診療科別実習ではなく，実習を看護学を学習するための授業と捉えなおし，どのようなフィールドで実習するのがより適切なのかを模索し始めた．看護を病気中心ではなく，ヘルスプロモーションまで含めた幅広いものとして捉えなおし，それによって実習フィールドも病院だけでなく，訪問看護などで地域に出かけたり，企業における看護実践の場などを含めるようになった．

●折衷型看護教育モデル(図3)

　しかし領域別看護学モデルでは，実習が領域ごとに別々に位置づけられているために，実習という体験の積み重ねによる学生の成長に関

図1　医学モデル適用看護カリキュラム

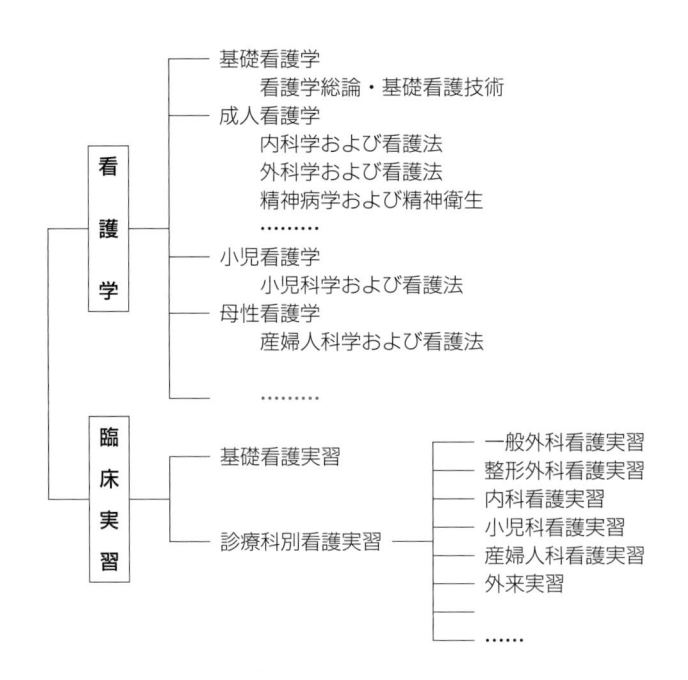

```
                ┌─ 基礎看護学
                │     看護学総論・基礎看護技術
                ├─ 成人看護学
                │     内科学および看護法
                │     外科学および看護法
         看      │     精神病学および精神衛生
         護  ────┤     ………
         学      ├─ 小児看護学
                │     小児科学および看護法
                ├─ 母性看護学
   ─────┤       │     産婦人科学および看護法
        │       └─ ………
        │
         臨     ┌─ 基礎看護実習          ┌─ 一般外科看護実習
         床  ───┤                        ├─ 整形外科看護実習
         実     │                        ├─ 内科看護実習
         習     └─ 診療科別看護実習 ──────┤─ 小児科看護実習
                                         ├─ 産婦人科看護実習
                                         ├─ 外来実習
                                         └─ ……
```

図2　領域別看護教育モデル

```
           ┌─ 基礎看護学 ┤講義/演習/実習
           ├─ 成人看護学 ┤講義/演習/実習
   看護学 ─┤─ 老人看護学 ┤講義/演習/実習
           ├─ 小児看護学 ┤講義/演習/実習
           ├─ 母性看護学 ┤講義/演習/実習
           └─ …………
```

図3　折衷型看護教育モデル

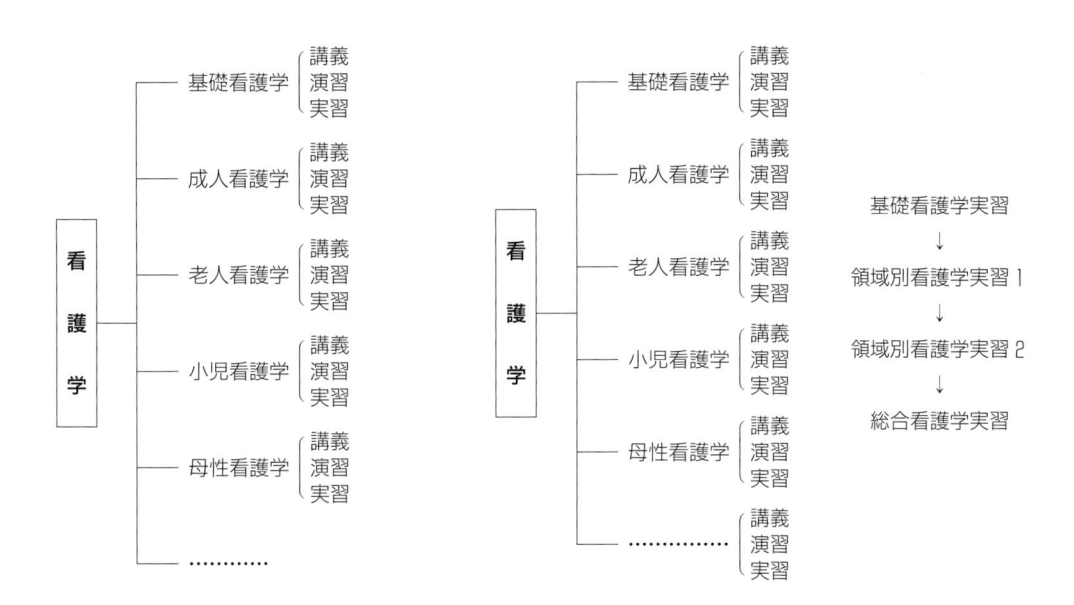

```
           ┌─ 基礎看護学 ┤講義/演習/実習
           ├─ 成人看護学 ┤講義/演習/実習
   看護学 ─┤─ 老人看護学 ┤講義/演習/実習
           ├─ 小児看護学 ┤講義/演習/実習
           ├─ 母性看護学 ┤講義/演習/実習
           └─ ………… ┤講義/演習/実習
```

　　基礎看護学実習
　　　　↓
　　領域別看護学実習1
　　　　↓
　　領域別看護学実習2
　　　　↓
　　総合看護学実習

する視点が抜けていることに気づく．そのため，実習での学習を別枠で捉えて，たとえば**図3**に示したように，基礎看護学実習→領域別看護学実習→総合看護学実習という視座で位置づけるという方法をとっているところが現実的には多い．現在，ほとんどの基礎教育課程でこの形態をとっているのではないかと思う．

●臨床実習学看護教育モデル（図4）

　領域別看護学の中に位置づけられた実習ということではなく，臨床実習学という専門分野があっていいのではないかというのが筆者らの提案である．その理由として次の4つが考えられる．

①「経験」を中心概念においた実習を構築していく時には，領域別に分ける必要がない．

②領域別の実習であるという考えに固着することにより，むしろ学生の学習を阻害する可能性がある．

③現代のような少子少産の時代に母性実習や小児実習を他の領域と同じ週数で実習しなければいけないと固執する必要もない．

④実習教育でしか学べないことに焦点を絞り，各施設の地域特性やその他の条件の中で柔軟に考えていくことができるような方法を考えるべきであり，それが現実的でもあり，かつ有意義である．

　それでは，どのような構成になるかを考えてみよう．臨床実習学では専門領域ごとのスキルトレーニングではなく，学生が臨床実習における「経験」を自ら意味づけていく学習形態に徹する．

　このモデルでは，臨床実習が臨床実習学という独立した学問として，看護学の中に位置づけられている．このモデルで看護学の教育課程を構築すると，臨床実習学を学問として追求していくことを専門とする教師が必要になってくる．

　これまで述べてきたモデルと違うところは，実習教育が臨床実習学

図4　臨床実習学看護教育モデル

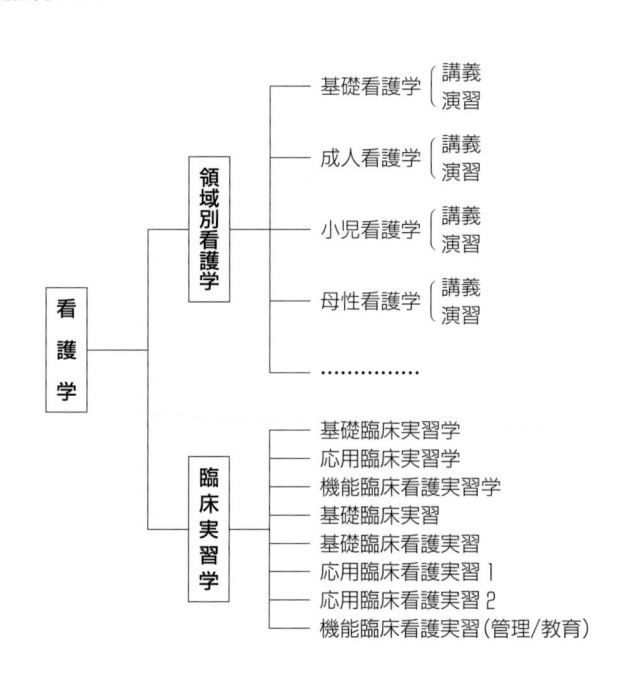

```
                            ┌─ 基礎看護学 ┤講義/演習
                            │
              ┌─ 領域別看護学 ┼─ 成人看護学 ┤講義/演習
              │             │
              │             ├─ 小児看護学 ┤講義/演習
              │             │
              │             ├─ 母性看護学 ┤講義/演習
  看護学 ─────┤             │
              │             └─ …………
              │
              │             ┌─ 基礎臨床実習学
              │             ├─ 応用臨床実習学
              │             ├─ 機能臨床看護実習学
              └─ 臨床実習学 ─┼─ 基礎臨床実習
                            ├─ 基礎臨床看護実習
                            ├─ 応用臨床看護実習1
                            ├─ 応用臨床看護実習2
                            └─ 機能臨床看護実習（管理/教育）
```

として独立した点である．このモデルは，看護の基礎教育課程における実習で，学生が身につける学力は経験として学ぶ力だと考えるので領域は関係ない．たとえば図4に示したように，そこには基礎臨床実習，基礎臨床看護実習，応用臨床看護実習1・2，機能臨床看護実習（管理/教育）などが実習教育として位置づけられている．実習内容やフィールド，実習期間は教育施設ごとでそれぞれ考えるとしても，以前のモデルのように，"やっと慣れたところで次の実習場所に移る"のではなく，学生の希望した領域でじっくりと実習をすることになる．援助する教師も，短期間で目標の到達するようにあくせくすることなく，じっくりと学生の学習の援助ができる．臨床側からしても，時間的ゆとりがあるため余裕をもって見守ることができるし，学生との人間的なつながりも形成しやすい．

　現在，多くの教育施設が人間関係の基礎的能力として取り入れている，エンカウンターグループやST（Sensitive Trainning）などは，「基礎臨床実習」として臨床実習学の中に位置づける．

　また，領域別看護学の分野は，看護学をどのような切り口で分類するかで決まるので，指定規則の実習の枠が外れると，各施設が自由な発想による独自のプログラムを創造しやすくなるのではないかと考えている．

2 臨床実習における教材と教材化

臨床実習における教科内容と教材

●2つの学習内容

　教科内容とは，教授＝学習課程において，直接に修得の対象となる認識ないし技能を意味する．また，教材とは，教科内容を修得させるために具体的に選択した素材のことである．臨床実習における教科内容には，問題解決を目的とする看護過程の教科内容と患者‒看護者関係に関連した教科内容がある．患者の問題を解決するためには，病態生理・検査値の意味・治療法・予後などの医学的な知識は当然必要になる．また，患者の病気に対する受け止め方，仕事との関係，家族の気持ち，経済なども重要な情報である．どういう情報がその患者の問題を解決していくうえで必要かを考えながら，情報を収集しアセスメントして，看護計画を立て，実施，評価をするという，いわゆる看護過程の展開をしていくことにより問題解決のための看護アプローチをする．このプロセスの中では，さまざまな教材が考えられる．

　一方，患者‒看護者関係の学習では，学生である「あなたがどう感じたのか」「何をしたいと思うのか」から学習が始まる．臨床実習学においては，患者の問題が解決することそのものよりも，学生の経験の意味づけに焦点が当たっている．もちろん経験の意味づけのプロセスにおいて，問題の解決が図られることは多いと思われる．学生には，実習の最初のオリエンテーションの時点で実習の目的・目標は伝えられている．また，学内で臨床実習学についての講義を受け，領域別の看護学も学習している．学生は直接的経験をした後に，そうした自分の持っている知識と教師による教育的働きかけを手がかりに反省的経験へと経験を深化させる．

●教材は創り出されるもの

　「看護学実習における教材とは何か」という問いは，簡単なようで実は非常に難しい．従来，教育学では「教材とは，子供たちに教科内容を修得させるため，言い換えれば，知識や技術を修得させ，同時に，知識や技術の修得過程と不可分に結びついて，能力，知的探求能力を

形成するために用意された典型的で具体的な，特殊的な事実，現象およびそれらが文章で表現されたものである」と定義されている．果たして，看護学実習における教材が同じ定義で説明できるだろうか．

　看護学実習においては，教材は患者であるとよくいわれる．患者は教材といってよいだろうか．看護とは健康問題に対する人間の反応を診断し治療することである．学生が患者との直接あるいは間接的な関わりの中で気づいた患者の反応や，その時の学生自身の気持ちなどは，学生が看護を学ぶための素材となる．教師は学生の教育課程や学習課題に照らして，学生との共同作業を通して，素材の中から学習内容を選択し，初めて教材となる．つまり従来の教育学の定義でのあらかじめ"用意された"ものではなく，臨床の場における患者と教師と学生の相互作用によって，その時々に"生み出されるもの"が教材だといえる．

● 「教材化」の重要性

　臨床現場は，生身の患者と生身の学生が関わり合うわけであるから，さまざまなことが起こる．そういった意味で，臨床現場は看護学の知識や技術を修得するための素材の宝庫といえる．その素材の中から，学習内容を学生が経験できるように選択し，教師-学生-素材の緊張関係を持った学習の場を作ることが教師による教材化である．看護学実習においては，学生は受け持ち患者やその家族あるいは看護師・スタッフとの関わりの中で，さまざまな経験をする．教師は，そうした学生が自分で経験した事実あるいは現象の中から，典型的で具体的なものを素材として切り取り，学生との対話により教材化して教授＝学習活動を展開していく．

　もちろん臨床現場での素材は，学生が関わりの中で経験し気づいたことだけでなく，学生がはっきりと気づいていなくても，教師が捉えた患者の状況が学生の反応を素材として，教材化することもできる．しかし，学生が自分で経験した事実や現象を素材として教材にしたほうが，学生の学習意欲が高まるのである．そのため，学生がまだ気づいていないけれど，教師がぜひとも学生に気づいてほしいことに関しては，発問などの教育技術を使って，できるだけ学生が自分で気づいたと感じるようにしたい．どんなに重要なポイントでも，学生の関心が今そこになければ，学習は進みにくい．そのため，できるだけ学生が経験した事実や気づいた現象を素材として教材化したいと考えている．

　反省的経験の中で，問題解決のための教科内容を知りたいと学生が

希望した時には，医学的な知識の教科内容を教材化することもある．また，基礎実習の時などは医学的な知識に関しては，教材化はしないで教師が知識提供して，その次の課題を学生が考えていけるようにするかもしれない．臨床実習教育で強調すべきことは，あくまでも学生が直接的経験でとらえた素材から教材化を図ることである．その点だけを確実に押さえれば，どのような教科内容を教材化するかは，その時，その場の学生との相互主体的関わりの中で，教師の独自の意思決定にまかされることになる．

【コラム】一方的な関わりをする学生への教材化の問題

> 患者-看護者関係でつまづいて悩んでいる学生には，看護過程の教科内容を教えようとしても学生のレディネスが整っていなくて，うまく教授＝学習過程が展開できないことが多い．また，看護者優位の一方的な関わりをしている学生の場合には，概して学生は悩まないものだが，教師は学生に患者の反応を見ながら関わっていく援助法を身につけてほしいと思い，何とかして学生の関わりが一方的であるということに気づいてほしいと望む．学生が悩んでいる場合は，そのこと自体を素材として教材化しやすいのだが，学生が問題を感じていない場合には，教師がそのことを問題として教材化すると学生は否定された感じだけを受け取り，指導に抵抗感を感じることが多い．
>
> こうした場合には，教育学的には学生が自分でそのことを問題だと感じるまで待つ必要があり，教材化は慎重にしなければならない．特に，患者-看護者関係に関連した教科内容を学習するための教材に関しては，教師は学生の学習過程を短期的にみるのではなく，焦らないでゆとりを持って長期的に見守り，タイミングを待つことが必要である．
>
> 実習経験は学生の存在そのものを揺るがすくらい，学生にとってはある意味では危機状況になったり，トラウマとして残ったりすることがある．そのため，3週間程度の実習期間内で強引に学生を変化させようとするよりも，長い目で見て学生が自分自身で学習課題として受けとめ，時間をかけてその課題に取り組もうと思えるような援助のほうが効果的である．

●学生と教師の共同目標の必要性

　その実習での実習目標は，実習が始まる前に教師が学生にも提示しておく必要がある．そのうえで，教師と学生で共同目標を設定して実習を始めることが望ましい．その際に提示する実習目標がどのようなものであるかによって，実際の教材化のプロセスは違ってくる．経験から学んでいける力をつけることを目的としている場合には，ここで考えた教科内容そのものはある意味では学習の手段であるため，どの教科内容がよいか悪いかということではなく，学生の経験そのものに焦点を当て，学生と対話していく中での授業展開がかなり自由である．

しかし，この領域実習ではこのような教科内容を学習させるという行動目標が決まっている場合には，その行動目標に合った行動をとる学生とはうまく授業展開できるが，決められた行動目標に合わない行動をとる学生とは，教師はその行動目標に縛られて自由な授業展開をしていくことが難しい．

● 事例における学習可能内容と教材化

具体例をあげて，素材と教材，学習可能内容の関係をみていきたい．学習可能内容とは，学習可能な教科内容のことである．

【事例】

> Nさんは48歳の女性で，糖尿病性腎症が進行して透析療法が必要となったため，内シャントの手術を受け透析を導入することとなった．透析療法を受け入れられずに拒否していた，と外来カルテに記載されていた．Nさんを受け持った学生Aは人と話をするのが苦手で，非常に緊張傾向の強い学生である．この学生Aが，Nさんのシャント音を聴診器で初めて確認させてもらった時に，Nさんから「シャント音を聞いて気持ち悪くない？」と質問され，「そんなことないです」と瞬間的に答えたものの，何でこんなことを聞くんだろうと感じたという経験を実習記録で教師が知った．

● 素材から学習可能内容を考える

この場合，『「シャント音を聞いて気持ち悪くない？」と質問され，「そんなことないです」と瞬間的に答えたという学生Aの経験』が「素材」になる．実習記録やカンファレンスから，教師は学生の経験を多く知ることができる．そうした経験の中から，教師が典型的な素材を教材として切り取るのである．これが教師による教材化である．同じ素材でも，何を学習するための教材にするかによって教材化は違ってくる．

この事例の場合，素材は次のような内容となる．この素材での学習可能内容はたとえば，図1のA〜Eのような教科内容が考えられる．この中で，慢性病患者が自分の病気や必要な治療を受け入れる受容過程や，シャント作成に伴うボディイメージの変容といった教科内容は，慢性期看護の重要な教科内容といえる．さらに，慢性腎不全患者の看護を展開していくために透析治療に関する知識を持つことが大切だと考えるならば，シャント音とはそもそもどういうもので，シャント音というのはどんな音なのかということも学習可能内容である．

学生Aは，人と話すことが苦手であり，また実習開始直後でもあ

図1 事例における素材と教科内容

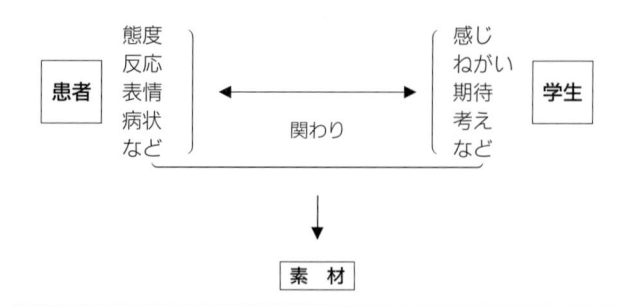

```
           ┌態度 ┐                    ┌感じ ┐
           │反応│                    │ねがい│
    ┌──┐ │表情│      ←関わり→      │期待│ ┌──┐
    │患者│ │病状│                    │考え│ │学生│
    └──┘ │など│                    │など│ └──┘
           └──┘                    └──┘
                          │
                          ↓
                       ┌────┐
                       │ 素 材 │
                       └────┘
```

素材	初めてシャント音を聴診器で確認させてもらった場面 患者：「シャント音を聞いて気持ち悪くない？」 学生：「そんなことないです」と答えたものの，なぜそんな質問をされたのだろうと思った，と実習記録に記載する．
教科内容	A：病気の受容過程を理解し，援助する． B：シャント音作成に伴うボディイメージの変容． C：透析治療におけるシャントの意義． D：シャント音の意味． E：相手の言動の意味がわからない時の患者-看護者関係の形成の仕方． など

り，Nさんの言動の意味がわからず，どのようにNさんと関わっていけばよいのかわからないでいる．そうすると，「相手の言動の意味がわからない時の患者-看護者関係形成」について考えることも重要な学習可能内容になる．

　実際には教材化のプロセスは学生との相互作用によって展開していくので，この素材から発展して複数の教科内容の学習につながることが多い．教師は学生の経験をより深く知りたいと思い，学生は自分の経験に教師が光を当てて聴いてくれることで，もう一度その経験をふり返り，教師と一緒にその意味を考えていきたいと思う．教師と学生相互に探求心があり，相互信頼がある時には教師と学生による共同作業としての教材化のプロセスが展開し，授業へと発展していく．

● どのように教材化するか

　教材化の作業においては，発問が重要な教育技術となる．この例で，ボディイメージの変容と病気の受容過程という学習可能内容に教師が焦点を当てた場合だと，たとえば「Nさんは，どんな気持ちでそう言われたんでしょうね」という発問から，教授＝学習過程が始まる．また，透析治療という学習可能内容に焦点を当てた場合には，「シャントって，どういうものかわかりますか？」という発問になるかもしれない．患者-看護者関係形成という学習可能内容に焦点を当てた場合に

は，「あなたはその時どんなことを感じましたか？」という発問から，教授＝学習過程を展開することになる．

　教師がどのような学習可能内容に焦点を当てるかによって，同じ素材から全く違った展開になる．焦点の当て方が，第1の発問は「患者の気持ち」に当てられているのに対し，第2の発問は「疾患や治療」に当てられている．さらに第3の発問は，「学生の気持ち」に当てられている．看護の実習の場合には，焦点は第1と第3に当てられることが多いと思われるが，学習の過程では第2の発問を使うこともある．

　こうして教師が捉えた学生に対する「教育課題」と，学生の受け止める「学習課題」が行き来することで，教授＝学習過程が展開していくのである．

● 発問の重要性

　"自分の看護を創るという経験を援助すること"が実習教育とするならば，実習教育における教師の役割は"学生が自分の経験していることを自分で看護学的に意味づける作業の援助"といえる．そのためには，教師の発問が鍵となる．この例の場合，「それはどういうことだと思うの？」とか「そのことをどう考えたらいいの？」と聞いた場合，講義で習った看護学の教科内容を学生に想起させるという方向で学習が進行するし，「あなたは何をしてあげたかったの？」という発問だと，答えを考えるということではなくて，自分の経験を見つけなおし，自分の経験の意味づけをしていく方向に学習が展開する．学生の経験に意味づけをしていく学習過程においては，学生自身の気持ちに焦点を当てた発問が基本になる．そのうえで，その他の学習可能内容に関連した発問が意味を持つことになる．

● 教材分析の方法

　授業を前提にして，授業の素材（教材）を教師または教材開発者が綿密に検討・吟味する行為を教材分析という．

　実習教育においては実習を開始する前に，あらかじめ予想される学習可能内容をあげ，その学習がどのような素材（教材）によって可能になるのかを予測して，教材分析をすることは大切である．実習予想展開図を書くことは，その具体例といえる．

　筆者らは看護実習教育の教材は"用意された"ものではなく，"その時，その場の教授＝学習過程の中で，患者と教師と学生の相互作用によって生み出されるもの"であると考えている．そこで実際の授業（実習）の進行に即して，素材と学生の経験し得ることを検討したり，教師が行った教材化について機能的に分析していくことが必要になってく

る．いずれにしても，計画を立てないで授業を行ったり，行った授業をやりっぱなしにしないで，事前，事中での「教材分析」をしていくことは，実習教育を展開させていくために教師に課された重要な課題といえる．

学生の経験を教材にする意味

　看護学生の成長過程を考えると，さまざまな経験にどのように意味づけしていくかが，その人の成長に非常に大きく関わっている．もし教育の任務が経験の意味の進化と拡充にあるとするならば，これを可能にする方法がデューイ[3]の提唱する反省的思考（reflective thinking）と呼ばれる「探求」ではないかと考えている．経験という学力を重視する臨床実習教育を筆者らは「経験型実習教育」として提唱してきた．経験型実習教育では，教師は学生に直接的経験を与えられる学習環境を設定し，反省的経験の過程が促進されるような学習の場をデザインし，学生による探求が進むように援助していくことになる．

　学習者の自発的で活動的な学習経験を尊重するために，学習者自身の要求・興味・能力・実際の生活経験などに基づいて構成されるカリキュラムを経験カリキュラムという．デューイは経験を「直接的経験」と「反省的経験」に分けて説明している．直接的経験は，感覚的接触を特徴とする．経験はまだ洗練されておらず，さまざまな事物が渾然一体となっている．反省的経験は，説明や理解を特徴とする．ここでは概念的に明晰で普遍的な要素が見出せる．「持続的体系的な思考としての探求」が介在する．デューイは，学習者が自分の必要や興味に応じて，実際的活動を行いつつ問題解決を図っていく直接的経験の必要性を唱えた．

　筆者は実習教育の場では，教師がその場に存在するかしないにかかわらず，学生は受け持ち患者との関わりを中心にしたさまざまな体験をし，自分なりに自分の体験に意味づけしていく学習活動を行っていると考えている．しかし学生一人ではひとりよがりの解釈になったり，貴重な経験が意味づけされずに流れてしまったりする．そのため，直接的経験ができる学習環境の調整や，反省的経験をともにできる教師の教授活動が必要と考えた．実習場面の教材化のモデルは，実習場面における学生の直接的経験を明らかにし，反省的経験をしていくプロセスをモデルにしたものである．

　直接的経験をする機会を学生に自由に与え，その意味づけをする反省的経験までを含めて「経験型の学習」と考えている．中村雄二郎

用語解説

〈J. デューイ〉
（1859-1952）

アメリカの哲学者・教育学者．進歩主義教育を哲学的に位置づけた．その哲学の立場は，用具主義・実験主義・プラグマティズム等とよばれる．

用語解説

〈経験〉

デューイは経験を行為のレベルで，つまり人間とそれをとりまく自然的および社会的環境との相互作用の過程としてとらえようとした．デューイの言う有機体と環境との相互作用は，interaction ではなく transaction である．経験はトランズアクショナリーに，つまり文脈や状況に即して理解された相互作用のことである．つまり主体と客体の統一としての経験を，反省作用より以前の直接的経験と，反省作用によって媒介された反省的経験（第二次的経験）とに区別される．

は[4]，経験が真に経験になるための条件として，＜能動的であること＞＜身体を備えた主体として関与していること＞＜他者からの働きかけを受け止めながらふるまうこと＞をあげている．彼は経験を，＜活動する身体＞を備えた主体が行う他者との間の相互行為として捉えている．

　経験を大切にした教育を展開していくためには，中村のこの3条件が整うように教育的配慮をする必要がある．それにはまず学生が「能動的にふるまいたくなる」ように，教師には「教育的雰囲気 learning climate」が身についていることが求められる．学生が相談したくなるような教育者としての姿勢は，経験型の実習を展開していく時の重要な要素である．また学生が「身体を備えた主体として行動できる」ように，教師はあるべき論をふりかざさず，学生の素朴な思いや気づきに耳を傾ける．さらに学生が「他者からの働きかけを受け止めながらふるまえる」ことが大切である．教員自らが自分の価値観に固執せず，学生を含めた他者からの働きかけを謙虚に受け止める姿をロール・モデルとして示すことが必要である．

臨床実習教育における教材化とは

　図2に示す経験型実習教育における授業過程のモデル[5]は，教師や臨床実習指導者が実践のガイドとして使用するためのものである．学生の判断能力と主体性を伸ばすためには，学生自身が気になったり，困ったりした出来事の意味を考え，その解決のための方法を探求していくことが必要である．教師は学生の話をよく聴くことにより，学生の経験の把握や明確化を行い，学習可能内容を考え，関わりの方向性

図2　経験型実習教育における授業過程のモデル

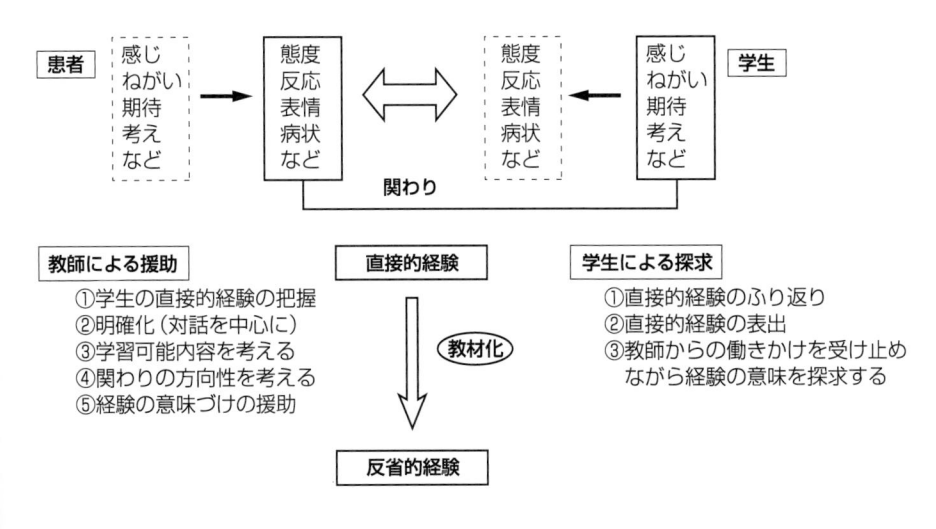

を考えてアプローチし，学生はそうした教師の働きかけを受け止めながら経験の意味を探求していく．

このモデルでは，学生が自らの経験（直接的経験）をふり返り表出することが必要であり，教師は学生の直接的経験を把握し明確化するために，学生の行動や話を「よく見て，よく聴く」ことが求められる．学生が脅威を感じずに自分の経験を表出するためには，教師の学習的雰囲気 learning climate が重要である．そのうえで，教材化のプロセスが進み，学生は自らの経験の意味を探求することができ，理解し説明できる経験（反省的経験）へと導かれていくのではないだろうか．

教材化を展開していく関わり

教師が学生と関わって望ましい方向に導く能力を実践的力量というが，この実践的力量には先天的な素質と，環境から学び修得する後天的な能力があると考えられている．

筆者の提唱している実習場面における授業過程のモデル（**図2**）は，実習場面における教材化の実践的力量を教師が自己評価し，伸ばすためのモデルと考えている．学生が学び育つように，教師も専門家として学び育っていく存在である．教師の実践的力量は最初から存在するものではなく，教師になってからの経験と努力とによって開発されていくものだと考えている．講義や演習のようにあらかじめ教材を準備できる授業と比べて，実習という授業形態では，その時その場で生起する多くの素材の中から教材を選び取り教材化していく力量が必要とされる．複雑な条件が絡み合う看護の実習場面においては，教材化の際に，複雑で高度な実践的力量が必要とされる．しかし，教師が実践的力量をつけるべく努力するためのサポートは十分に整っているとはいえない．

臨床実習における教育的関わりとはどのようなものであろうか．教育には目的があるので，教育的関わりであるためには目的を意図した関わりである必要があろう．この場合の目的というのは，大きな方向性とか理念であって，目先の具体的な教育目標の達成を意味してはいない．教育 education の語源はラテン語の「引き出す」を意味するEduca に由来していることから，「教育的」関わりとは，学生の主体性が引き出され，学んでいこうとする意欲が出てくるような教師による関わりを意味しているのではないかと考える．その結果，先に述べたように，最終的に学生が経験から学んでいく力を身につけ，自分なりの看護観を形成していくことができるのではないかと考えている．

教材化のために教師に求められる能力

　それでは具体的にはどのような関わりが教育的関わりであろうか．臨床実習場面における教材化のプロセスを展開していく時に，教師に求められる能力を，筆者は以下に述べる8点にまとめている．臨床実習における教育的関わりとは，臨床実習における大きな目的に向かって，学生が経験から学んでいく力をつけていくことを，教えながら学んでいく教師の存在と関わりの総体を意味するのではないかと考えている．

　①実習場面の教材化のために教師に第1に必要なのは，学生の学習能力に対する信頼である．学生の学習能力に対する信頼がなければ，教師は学生の学びを待つことができない．学生は無力で教師から教えられなければ自分で気づくことができないと考える教師は，学生の直接的経験を見ようとも聴こうとも思わないだろう．教師が大切だと考えた事柄を学生の経験とは関係なく，教えようとするであろう．

　②第2に必要なのは，教師の学習的雰囲気である．学生に安心して一緒に学習していきたいと思わせる教師の醸し出す雰囲気が，経験の意味づけを探求していきたいという学生の意欲を促進する．

　③第3に必要なのは，学生の経験を学生にとっての意味に焦点を当てて明確にしているかどうかという能力である．学生の気持ちを，教師が決めつけることなくいかに引き出せるか，学生と対話できるか，という能力である．ここでは教師が自分の準拠枠を知り，「その時その場」のありのままの学生の経験にどのくらい近づけるかがポイントである．

　④第4に，患者理解の能力である．患者や家族の示す言動の意味を理解できる能力である．これは看護師としての看護実践能力とイコールである．

　⑤第5に，現象を看護学的に捉えて言語化して示す能力も必要となる．このためには看護学の知識と併せ持って説明する能力が必要である．

　⑥第6に，状況把握能力である．臨床の場ではあらゆる事象が特定の状況の中で固有に存在しているので，個々の場合や場所が非常に重要となる．全体のコンテクストの中で状況を把握する能力である．

　⑦第7に，臨床教育判断能力である．学生の提示した素材のどれを学習素材として提示することが，この学生の学習援助になり実習目的・目標の達成につながるのかという，その時その場での教師による判断力である．

⑧最後に，具体的な教育技法である．発問と質問の使い方，カンファレンスにおけるグループダイナミックスの活用法，実習記録の活用法，記録へのコメントの書き方，課題の提示の仕方などである．

　8つの能力は個々に存在しているのではなく，相互に関連して教師の身についた能力となり，指導場面においては直観的な判断と教授行動として現れる．最も基本となる能力は，学生の経験を「見える能力」と「聴ける能力」だと考えている．これらの能力を高めるためには，見る努力と聞く努力を積み重ねていくことしかない．何年教師をしていても，見なければ見えないし，聞かなければ聴けないと考えている．実習教育の経験を積むにつれ，学生のことがすぐにわかった気になりがちであるが，いつまでたっても意外な学生の反応や想いに出会うことがある．学生とよく対話して，見たり聴いたりすることを通してしか，学生の世界に近づくことはできない．

教材化のために学生に求められる能力

　授業を教授＝学習過程として捉えている立場から考えると，教材化のプロセスを展開していくためには教師と学生の両方が相互主体的に参加していることが必要である．学生の参加がないと，教材化のプロセスは教師主導の一方的なものになってしまう．

　筆者は，学生に必要な能力を以下の5つにまとめている．

　①自分の経験や感じたことを大切にできる力である．学生は自分の考えや感じたことに自信がないことが多いので，自分の考えが教師や臨床指導者の意見と違うのではないかと思うと，自分の意見を述べなくなることが多い．教師や臨床指導者のアドバイスを全く聞こうとしない学生は問題にされるが，自分の経験や感じたことを大切にしないで教師や臨床指導者の言うとおりに行動する学生が問題にされることは少ない．筆者は教師や臨床指導者を多少困らせたとしても，自分の経験や感じたことにこだわる学生になってほしいと考えている．なぜならば，自分の経験や感じたことを大切にする力こそが自らの経験の意味づけをしていくための最も基本的な力だと考えているからである．

　②自分の経験をふり返り気づく能力が必要である．臨床実習というのは新たな経験の連続である．何気なく過ごしてしまうと，貴重な経験がどんどん流れてしまう．そのために意識的に自らの経験をふり返り，その中で何らかの気づきを得る能力が不可欠となる．一般的には，失敗した時や嫌な経験に関しては思い出したくないものである．ましてや，ふり返り記録に残すことなどは苦痛を伴う作業である．それでもあえて意識的に苦い経験をふり返ることで，貴重な学びにつながる．

③表現能力が必要である．教師との共同作業で教材化とその後の教授＝学習過程を展開していく時に，学生の表現能力はとても重要である．学生の表現が稚拙だと直接的経験の明確化作業が進まず，教師の推測で補うしかなくなるため，相互の認識にずれが生じやすくなる．

④教師への信頼が必要である．そもそも教師への信頼がなければ学生は自分の経験を話したいと思わない．「話さなければならないから話す」のではなく，「話したいから話す」のでなければ，教授＝学習過程は展開していかない．

⑤人の意見を受け止め自分で考える力が必要である．自主性を持ち人の意見を鵜呑みにしないように注意しなければならない．教授＝学習過程では学生と教師が相互主体的に行動できることが重要である．とはいっても，学生の立場では教師や臨床指導者のアドバイスを聞いた後で，「先生の意見はわかりました．でも私はこう考えます」と言える学生は少ない．将来にわたって経験から学んでいける力をつけるためには，人の意見を受け止める思考の柔軟性とともに自分で考えたことを主張していく力は必須である．

3 指導型の実習教育と学習援助型の実習教育の違い

　その時その場で学生に学習してほしいという願いが同じであっても，アプローチが指導型と学習援助型に異なるのはどこに違いがあるのであろうか．事例で具体的に考えてみよう．

【事例】指導型の患者教育をしている学生への関わり

> 　学生Bは56歳の糖尿病の女性患者Aさんを受け持ち，退院に向けて食事指導して1週間経った．C教師は，廊下の通りすがりに，病室でB学生と話しているAさんと目が合ったので病室に入っていくと，学生とAさんとの間で次のようなやりとりをしていた．
> 　床頭台の上に菓子パンが1つ置いてあり，それを見た学生が，Aさんに「Aさん，これは？」と聞くと，Aさんは「病院食だけではお腹がすくので時々食べているんです」と答えている．B学生は，「これはダメです．昨日お話ししたとおり，1日1600 kcalですよね．これは余分で，これを摂ると～」と話し始めた．

図1　指導型と学習援助型の違い

学習してほしいこと

| Aさんにどのように指導していけば，1600 kcalを守ってもらえるかという具体的な指導テクニックについて学んでほしい | 一方的にコンプライアンスを強要するような指導型の患者教育ではなくて，患者の気持ちや思いを受け止めたうえで，患者の気持ちに沿った学習援助型の患者教育をするにはどうしたらよいか考えてほしい |

↓ ╳ ↓

指導型実習教育	学習援助型実習教育
教師の価値観を看護の初学者である学生に学ばせる	学生の経験の意味づけによる学生の看護観の形成を援助する

● **行動の形成に焦点**
* 教師の看護教育観をもとに具体的な指導
  ・指導テクニック
  ・患者の気持ちを聴く必要性
  ・学習援助型の患者教育とは
* 時間は比較すると短かくてすむ

● **経験の意味づけに焦点**
* 学生の気持ちや思いを聴く
  ・患者にどうなってほしかったか
  ・指導してどんな気持ちだったか
  ・患者の反応をどう思ったか
  ・どうしたらいいと思うか
* 教師の価値観も話し，一緒に考える
* 時間がかかる

この事例で，指導型と学習援助型との違いを図にしてみる（図1）．指導型実習教育においても学習援助型実習教育においても，学生によりよい患者教育をしてほしいという願いは共通しているのではないかと思う．しかし具体的に学習してほしいことを考えてみると，図1に示したように大きく分けると「Aさんにどのように指導していけば，1600 kcalを守ってもらえるかという具体的な指導テクニックについて学んでほしい」という願いと，「一方的にコンプライアンスを強要するような指導型の患者教育ではなくて，患者の気持ちや思いを受け止めたうえで，患者の気持ちに沿った学習援助型の患者教育について学んでほしい」という願いに分けられる．

　どちらの場合にも指導の方向性によっては，指導型実習教育にも学習援助型実習教育にもなりうるが，前者の場合は「教師の価値観を看護の初学者である学生に学ばせる」という行動の形成に焦点を当てた指導型実習教育につながりやすいのではないかと考えている．一方，後者の場合には「学生の経験の意味づけによる学生の看護観の形成を援助する」という，経験の意味づけに焦点を当てた学習援助型実習教育につながりやすいと考えている．

　指導型と学習援助型のどちらか一方が正しいということではなく，現実的にはその時々の実習目的・目標や学生の状況などによって組み合わせているのではないかと思うが，学生の経験の意味づけに焦点を当てた実習教育を目指すのであれば，時間のかかる方法ではあるが学習援助型の実習指導が中心となる．

4 学習意欲を高める教育

自己効力理論の活用

　自己効力とは，何らかの課題を達成するために必要とされる技能が効果的であるという信念を持ち，実際に自分がその技能を実施することができるという確信のことである．自分が行動しようと思っていることについての根拠のある自信や意欲の効能が自己効力である．

　Bandura[6]は，いわゆる期待概念を効力予期と結果予期に区別し，学習対象となっている行動がその学習者の望む成果をもたらすだろうという期待を結果予期，学習者自身が実際にその行動を生起することができる自信を効力予期とよんだ(図1)．

　学生の実習を遂行していく自己効力を高めることができれば，実習という授業に対する学習意欲も高まると考えられる．結果予期だけで

図1　効力予期と結果予期（Bandura 1997）

人 → 行動 → 結果

効力予期
レベル
強さ
一般性

結果予期
身体
社会
自己評価

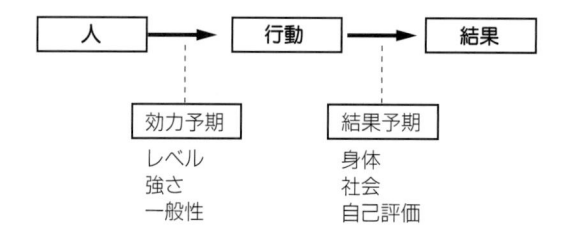

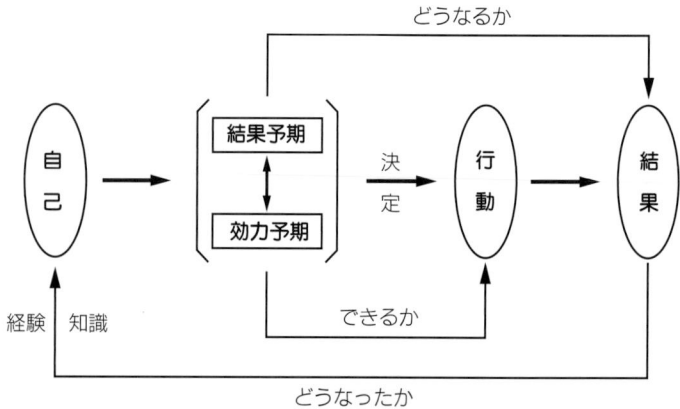

図2　結果予期と効力予期（Banduraの図式を藤田が修正して作図）[7]

どうなるか

自己 → 結果予期 ⇅ 効力予期 → 決定 → 行動 → 結果

経験　知識

できるか

どうなったか

図3 学生の結果予期と効力予期

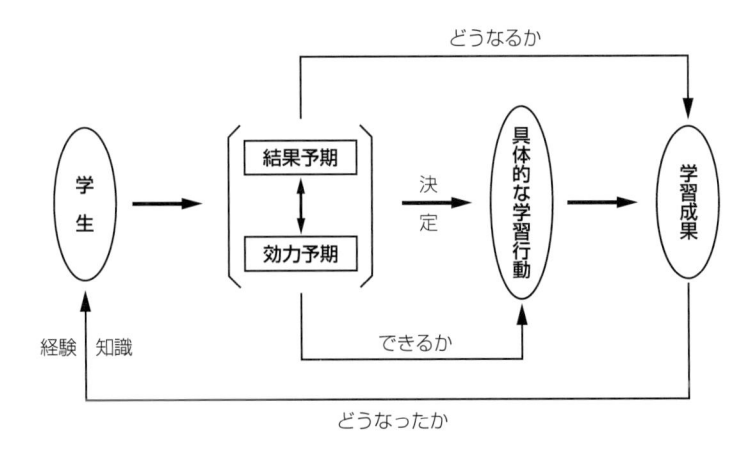

```
                    どうなるか
        ┌─────────────────────────────┐
        │   ┌──────┐                  ↓
   ┌──┐ │   │結果予期│  決  ┌──────┐ ┌──────┐
   │学│ │   ├──────┤  ─   │具体的な│ │学習　│
   │生│─┘   │効力予期│  定  │学習行動│→│成果　│
   └──┘     └──────┘      └──────┘ └──────┘
     ↑         できるか        │        │
     │                         │        │
     │←────────────────────────┘        │
   経験 知識    どうなったか              │
     └────────────────────────────────────┘
```

は行動変容につながりにくく，効力予期を高めることが行動変容につながるとされている．

図1はBanduraによる効力予期と結果予期の関係を示した図式である．図2はBanduraの図式を藤田[7]が修正したものである．

学生の課題を実習目標の達成ととらえた場合，学生のやる気は図3のように説明できる．

学生が実習という授業においてある具体的な学習行動を行っていれば，実習目標が達成できるというように実習成果を考えていれば，結果予期は高くやる気も起こる．一方，どんなに努力して学習行為を行っても，実習目標は達成しないと考えていれば，結果予期は低くやる気も起こらない．特定の行動によって特定の成果が出るかどうかに関する可能性の判断として，結果予期は位置づけられている．結果予期には，「身体」「社会」「自己評価」が影響するといわれている．つまり，身体的にリラックスして実習が行えたり，実習をすることに対する家族や教師，看護師の価値観が高く，実習の意義を高く自己評価していると結果予期は高くなる．逆に，睡眠不足，身体疲労，緊張などの身体的状態は結果予期を低める．教師や看護師が，学生を無視したり期待を抱いていないと感じると結果予期は下がる．学生が実習をすることに価値を見出していなければ結果予期は低い．

学生の自己効力は課題行動が達成できた成功体験や代理的経験，ほめられたり評価される経験，うまく課題ができた時の身体的なあるいは情意的な状態を意識化することなどの情報を学生が自分で統合することによって高められると考えられる．

図4 教師の結果予期と効力予期

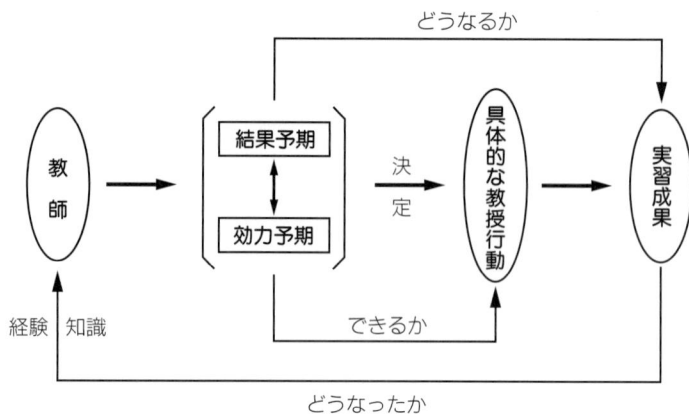

```
                          どうなるか
                    ┌─────────────────────┐
                    │                     ↓
  ┌───┐      ┌─────────┐       ┌─────┐   ┌─────┐
  │教 │  →   │ 結果予期 │  決   │具体的│   │実 │
  │   │      │    ↕    │  定 → │な教授│ → │習 │
  │師 │      │ 効力予期 │       │行動 │   │成果│
  └───┘      └─────────┘       └─────┘   └─────┘
    ↑                            ↑
    │経験 知識              できるか
    └──────────────────────────────────┐
                  どうなったか           │
```

教師の自己効力

　教師の場合を考えてみよう．教師の結果予期と効力予期は**図4**のように説明できる．教師が実習という授業においてある具体的な教授行動を行えば，実習教育の成果が上がると考えていれば，結果予期は高くやる気も起こる．一方，実習という授業に意味を感じなかったり，どんなに努力しても成果が上がらないと考えていれば，結果予期は低くやる気も起こらない．教師がリラックスして実習が行える実習環境であったり，実習教育に対する価値観の高い同僚や上司と一緒に働いていたり，実習教育の意義を高く評価していると結果予期は高くなる．逆に，睡眠不足，身体疲労，緊張などの身体的状態は学生の場合と同様，教師の結果予期を低くする．同僚や上司が実習教育に意義を認めていなかったり，教師が病棟で実習教育をする意義を認めない病棟スタッフの中で教育をしている場合には結果予期は下がる．教師自身が実習教育に意義を感じていない場合にも結果予期は下がる．

　教師の自己効力も学生と同様に，課題行動が達成できた成功体験や代理的経験，ほめられたり評価される経験，うまく課題ができた時の身体的なあるいは情意的な状態を意識化することなどの情報を，教師が自分で統合することによって高められると考えられる．具体的には，自分の関わりによって学生がよい学びをできたと実感できる成功体験，同僚や上司の教授行動を参考にするモデリング，同僚や上司から認められたり励まされる体験，学生からの肯定的な評価，実習教育をしている時に自分が精神的にも身体的にもリラックスできて活力にみなぎっていると感じる状態などが教師の自己効力を高める．

5　実習評価の方法

誰が誰(何)を評価するのか

　実習教育で誰が誰(何)を評価するのかを最初に考えてみたい．藤田は評価の主体と客体について9つの場面の評価の機能について述べている．**表1**は評価の主体と客体に関する藤田の表を看護実習教育に合わせて一部改変したものである[7]．

表1　評価の主体と客体

誰(何)を 誰が	評価の客体		
	教師	学生	臨床での活動
評価の主体　教師	①	②	③
学生	④	⑤	⑥
観察者	⑦	⑧	⑨

　①は教師の自己評価であり，自分の実習教育について，分析し反省(リフレクション)することである．実践編で紹介している指導過程記録用紙と分析視点を使用した教師自身による授業分析などがこれに当たる．また，自分のカンファレンスなどにおける学生との関わりをVTRやテープレコーダで記録したものを再生して検討し，自分の指導傾向に気づき，学生への対応の仕方などを考え直したりすることもこれに当たる．

　②は最も多く行われている評価である．藤田は「教師が子供を評価する視点は教えたことがどれだけ理解され，行われているかという点に集中しすぎて，子供がどのように考え，行動しているかをとらえる視点および分析が十分でない」と指摘している．実習教育の目的が学生が将来にわたって経験から学んでいくことのできる力をつけることだとしたら，評価の視点は学生が何を感じ，考え，行動しているのかを捉える教師の視点が重要になってくる．

　臨床での活動に焦点を当てて自己評価する場合が③である．

　④は学生から見た教師像である．学生に臨床実習の後で評価をしてもらうと自分では気がつかない点を指摘されることがよくある．この場合，できるだけ率直に評価をしてもらうためには，教師が自分の実

習という授業を改善したいという熱意を学生に伝える必要がある．そのために学生に気がついたことを教えてほしいという謙虚な気持ちが伝わらないと学生は，教師に都合よく合わせて教師が喜ぶだろうといったような評価を上手にしてくる．それでは一時的に教師の気分がよくなったとしても，授業改善にはつながらない．筆者はたとえば，ベッドサイドで患者と話したり学生と一緒にケアをすることに必死で動き回って指導をしていた時には，「先生はいつもどこかの部屋に入り込んでいるので，探してもいつもいない」と学生からの評価を受け，自分が教師という役割よりも看護師の役割で動いていたことに気づいたことがある．どんなに理不尽に思えるような学生からの評価であっても，その指摘の中に何らかの教師として考えるべき内容が含まれているものだと感じている．

⑤は学生同士の評価である．日々の教師と学生とのカンファレンスで学生同士がお互いにアドバイスし合ったり，意見を述べ合うこともこれにあたる．実習教育の場では行ったことはないが，学内でのグループ発表の時などに同僚評価 peer review を書かせて，他学生からの評価としてすべてワープロ打ちして，教師の評価とは別に渡していたが，学生にとっては同僚からの評価は非常に新鮮で真剣に受け止めていた．時には教師からのコメント以上の効果を上げるように感じている．

⑥は学生からの臨床での活動に対する評価である．学生の目から見て実習という授業がどのような意味を持つのかを知っておくことは大切である．学習環境である実習施設や臨床指導者に対する評価等に関しても，教師の評価とは違うこともあるため，常日頃から学生の評価を知る努力をすることは大切である．

⑦，⑧，⑨は，研究のために観察者として実習教育の場にいる研究者とか，実習教育の研修のために実習の場にいる研修生，助手の実習教育の場を観察する教授というように実習教育の中心となる教師と学生以外の人の目から見た教師・学生・臨床での活動に対する評価である．観察者が実習教育のベテランであれば，教えている教師よりもより広い視野で客観的に学生や臨床での活動を見ることができる．単なるお世辞や非難ではなく，建設的な批判を受けることで，授業改善につながるので，できることなら自分の実習教育の場をベテランの教師に実際に見てもらって評価を受ける機会を設けることは非常に勉強になると考えている．研究者に観察者になってもらい，分析してもらうことも，客観的に自分の授業を診断・評価するうえで大切である．

評価の機能

表2はブルームらによる学習評価の機能的分類[8]を臨床実習教育に合わせて一部改変したものである．

事前的評価は実習開始前に行う評価である．実習開始前に事前的評価のための簡単な診断テストを行ったり，オリエンテーション時に，学生に自己診断をしてもらったり，学生自身の課題や希望などについて語ってもらうことなどによって行う．

形成的評価は，実習中の教師と学生による教材化のプロセスそのものが形成的評価と考えられる．

総括的評価は，最終評価カンファレンスや実習記録，最終レポート等から総合的に判断して評価する．ここで重要なのは，判定に終わるのではなく，学生が自分自身の実習をふり返り，自分の残された課題を確認したり質疑したりする実習につながるような評価をすることが

表2 ブルームらによる学習評価の機能的分類を実習教育用に一部改変[8]

	事前的評価	形成的評価	総括的評価
機能	学習を始めるに当たり実習グループ，個々の学生，受け持ち患者などに関する必要な情報を示し，有効な学習条件を準備する	学習が進展する状態を明らかにし，学習目標の達成に必要な情報を示し，学習を促進させる	学習の成果を一定の基準によって客観的に明らかにする
実施時期	学習活動に入る前の事前的段階	学習活動の進行中	学習活動の終了した時点．学習の成果を客観的に問うべき時点．
評価の対象	学生・実習グループ・教師の学習課題に対する準備性：認知的・情意的レベル，または精神運動的能力．学習環境要因．	学生と教師の間で作られる「達成基準」，学習活動の当事者間で成立する「内部基準」による	学習の終了時における「集団基準」，学習が始まる時に設定した「目標基準」
評価の手段	事前情報収集のための学力テスト，診断テスト，観察・行動チェックリスト，過去の記録，個人ファイル	学習の過程を明らかにするための評価（実習記録，面接，観察による）課題場面での学生の反応の評価（実習記録，面接，観察による）カンファレンス場面での学生の反応の評価	学習の成果を明らかにするための総括的な評価．学生個々との評価面接，学生の自己評価，臨床指導者からの評価などから総合的に評価する
評価項目	学習のために事前に求められる能力を広く最低限におさえるために基本的に必要とされる項目	学習活動の中で生じてくる課題，学生によってもたらされた問題	学習目標群に対応した項目群，実習終了時において達成されるべき項目群
評価の提示法	準備性についての個人能力プロフィール，集団基準による標準得点，技能・適性の下位得点プロフィール，再学習に関する診断・処方	実習中に学生が経験したことに対する意味づけの程度	到達度得点総合判定

図1 学習過程における評価の機能
（藤田[9]より引用）

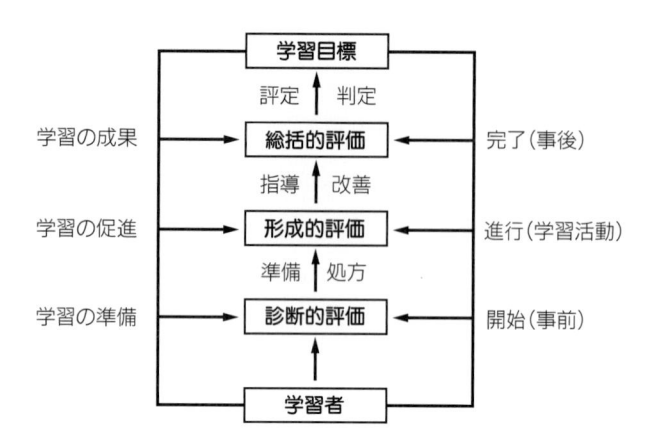

```
                    ┌─────────┐
                    │ 学習目標 │
                    └─────────┘
                    評定 ↑ 判定
                    ┌─────────┐
学習の成果 ────→    │ 総括的評価 │    ←──── 完了（事後）
                    └─────────┘
                    指導 ↑ 改善
                    ┌─────────┐
学習の促進 ────→    │ 形成的評価 │    ←──── 進行（学習活動）
                    └─────────┘
                    準備 ↑ 処方
                    ┌─────────┐
学習の準備 ────→    │ 診断的評価 │    ←──── 開始（事前）
                    └─────────┘
                    ┌─────────┐
                    │ 学習者   │
                    └─────────┘
```

重要である．

　学習過程における評価の機能を**図1**に示した．実習の出発準備としての診断的評価に始まり，実習中の教師と学生の共同作業で展開する教材化と展開のプロセスで行う形成的評価，実習終了時点で行う総括的評価の関係がイメージできるのではないかと思う．

6 看護教師と臨床実習指導者の協働

　看護教師と臨床実習指導者の協働について考える時に，考えなければならないことの1つに臨床実習における指導体制の問題がある．これには大きく分けて次の3つのタイプが考えられる．
　①1つは看護教師が現場に常駐して教育に当たる「現場常駐型」，
　②看護教師が複数の実習施設をラウンドして回る「ラウンド型」，
　③看護教師が実習施設に指導をほとんどもしくは全面的にまかせる「おまかせ型」．

●現場常駐型

　教師が実習期間中，原則的に臨床に常駐して教育に当たるのを現場常駐型と呼ぶ．短期大学や大学における実習教育で多く見られる方法である．臨床実習指導者と連携を持ちながらも，実習教育の計画・実施・評価すべてにおいて教師が責任を持つ．

●ラウンド型

　教師が実習期間中に時々，ラウンドに来るタイプである．一人の教師が複数の実習施設を受け持っていたり，学内講義とのダブル授業をせざるをえない時にこのスタイルをとることが多い．現場常駐型よりも，臨床実習指導者との連携が重要になってくる．教師数の少ない専門学校でこのスタイルが多い．

●おまかせ型

　教師は実習期間中に実習施設に行くことなく，現場の実習指導者に実施を完全に依存するタイプである．時には計画や評価まで現場にすべてまかせている場合もある．付属の病院を持っている専門学校などで相互信頼のもとにこのスタイルをとっている場合もあるが，絶対的教師数の不足からこのスタイルをとらざるをえない場合もある．また実習病院が教育施設から離れている場合でも，このスタイルをとらざるをえない場合もある．基本的には，教育の責任は教育施設にあるので，おまかせ型のスタイルはとらないほうがよいと考えているが，学生の自主性の育成という側面ではメリットもあるため，このスタイル

をとる場合には計画と評価の方法を工夫することによって，教育効果が高まることもあると考えている．

　学生にとっては，教師も臨床実習指導者も実習教育における教師である．一般的には，教師は学生に関する情報を多く持っており，臨床実習指導者は患者に関する情報を多く持っている．臨床実習教育における教育効果を上げるためには，教師と臨床実習指導者がうまく連携することが必要である．そのためには相互に信頼し合える関係づくりが重要であり，お互いの不足部分を補いながら，学生の臨床における学習の促進役として協力していくことが望まれる．

●引用・参考文献
1) 佐伯胖：考えることの教育．国土新書，p 89-90，1982．
2) 佐藤学：カリキュラムの批評．p 4, 世織書房，1996．
3) 早川操：デューイの探求教育哲学．名古屋大学出版会，1994．
4) 中村雄二郎：臨床の知とは何か．岩波新書，岩波書店，1991．
5) 安酸史子：経験型実習教育の考え方．Quality Nursing, 5(8)：4-12, 1999．
6) Bandura, A.：Self-Efficacy．Freeman, 1997．
7) 藤田恵璽：藤田恵璽　著作集1　学習評価と教育実践．p.125, 金子書房，1995．
8) Bloom, B. S. et al. 著，梶田叡一，渋谷憲一，藤田恵璽訳：教育評価ハンドブック．第一法規出版，1973．
9) 7)に同じ，p 77．
10) 安酸史子：看護学実習における教授＝学習過程成立に関する研究．看護教育学研究，第1号，14-32, 1988. (千葉大学修士論文の一部)
11) 安酸史子：看護のおもしろさが伝わる実習とは　教育者の立場から．看護学雑誌，59(1)：28-32, 1995．
12) 藤岡完治，村島さい子，安酸史子：学生とともに創る臨床実習指導ワークブック．医学書院，1996．
13) 安酸史子：授業としての臨地実習　学生の経験を教材化する力をつけるために．看護管理，6(11)：790-793, 1996．
14) 安酸史子：看護学実習における教材化に関する問題と求められる研究成果．Quality Nursing, 3(3)：14-20, 1997．
15) 安酸史子：経験型の実習教育の提案．看護教育，38(11)：902-913, 1997．
16) 安酸史子：臨床実習指導者に関する研究的取り組みに向けて．Quality Nursing, 4(8)：15-21, 1998．
17) 安酸史子：臨床実習指導の工夫　実習の教材化モデル開発の経緯．教務と臨床指導者，11(2)：100-105, 1998．
18) 安酸史子：精神科実習における教材化の実際．教務と臨床指導者，11(3)：90-97, 1998．
19) 安酸史子：「経験型」実習教育の学生にとっての意味．教務と臨床指導者，11(4)：104-112, 1998．
20) 山本京子：カンファレンスの授業分析方法の検討　―経験型実習教育に示された教材化の視点での分析―．Quality Nursing, 5(8)：28-35, 1999．
21) 浅田匡，生田孝至，藤岡完治編：成長する教師　教師学への誘い．金子書房，1998．
22) Bandura, A. 編／本明寛，野口京子監訳：激動社会の中の自己効力．金子書房，1997．

第2部

臨床実習における教育的関わり

藤岡完治

1 授業としての臨床実習

授業としての臨床実習が意味するもの

　臨床実習を授業として成立させるという時,「授業」という言葉にどのような意味が込められているのであろうか．講義や演習と一体のものとして臨床実習を考えるべきだという意味もあろう．授業という言葉に「教える」「学ぶ」に関する深い意味を付与して，臨床実習がそのような場でなければならないという主張を込める場合もあろう．後者の意味では単に臨床実習だけではなく，講義も演習も授業といえるかどうかが問われることになる．ここでは授業の本質を関係論的に捉えたうえで，臨床実習が授業として成立するということの意味を考えてみる．

　英語の表現には授業に該当するものはない．instruction には教師の一方的働きかけのイメージがあるし，teaching にも教師の活動が中心に据えられている．そこで教師と生徒の相互作用を表わすために，教授＝学習(teaching-learning)と表記することがある．しかしこう表記してみても，教師の側と生徒の側といった二元的把握の色彩は拭えない．わが国の教師たちが蓄積してきた教育文化の中では，「授業」にもっと深い意味を込めているのである．筆者なりにそのポイントをまとめてみると，次の5つになる．

①授業は文化の伝達と文化創造の統一的過程である

　授業は，学生の中に文化創造の能力や態度を形成しつつ，人類が過去から現在にわたって築き上げてきた文化を，確実に若い世代に引き渡す営みである．社会は絶えず変化し，新しい知識，技術，行動様式をその文化の一部として蓄えていく．社会が機能していくためには，この文化を後続する世代に確実に伝達していかなければならないのである．

②授業は自分にとっての意味を形成していく場である

　学習の本質は主体における意味形成にある．意味は経験の変容であり経験の成熟である．それは外部の「権威」によって注入されるものではなく，まず学習者自身による経験の意味づけを通して導き出されるものである．

③授業は教師と学習者の主体的・創造的協同である

　授業は教師と学習者の主体的・創造的協同な努力という協同の中で，それぞれにとっての意味が形成されていく場である．学習は学習者がするものであって，厳密な意味では教師がさせることができない．授業は個々の自律的な学習が相互に影響し合い，引き込み合い，吟味し合う中で展開される，主体的かつ協同的な過程である．教師は情報の提供，場の組織，学習の吟味などによってそのプロセスを促進している．

④授業は相互解釈的なコミュニケーション過程である

　授業は教師からの一方的な知識，情報，技術の伝達過程ではない．学習者は決して白紙に書き込むように学習するのではない．授業の中では学生は学習内容についても教師についても自分なりの感じ方・考え方・経験などの背景を持って参加し，教師も同じように感じ方・考え方・経験を持った主体として参加している．こうして，教師も学習者も社会意識を持った存在として互いに他を解釈しながら学んでいる．

⑤授業は関係による関係の発展の場である

　授業においては一個の知識も一片の技術も教師と学生，学生と学生の相互主観的，相互身体的な関係を介して獲得される．知識や技術はモノのように存在し，それが学生の頭脳に移されるわけではない．学生は教師のまなざし，声の抑揚，しぐさなど，教師の身体を意味の源泉として知覚する．同時に教師は学生の身体において彼らの経験の意味を感知する．教師という「身体」と，学生という「身体」が互いに擦り合わせるような営みの中で，知識や技術は伝達され受容されていくのである．

　授業をこのように規定すると，臨床実習が授業として成立するためには少なくとも以下のような諸点を考慮に入れなければならない．

　まず看護を文化として捉えるということである．文化はその所産と営みの両面からなる．学生は所産としての知識，技術，行動様式を学ぶばかりでなく，看護文化の創造の営みに参加することを教育されなければならない．すなわち単に最新の知識技術の保有者であるにとどまらず，何が看護で何は看護でないかを，自分の力で探求し，自分なりの看護(personal nursing consept)を見つけていく能力，態度，意志を育まなければならない．

　次に臨床実習は意味形成の場だということである．先人の医療文化，看護文化にふれて吟味し，「今，ここ」における経験から，自分なりの意味を見出していくということである．意味づけには一瞬その場から抜け出して，そこで起こっていたことを「ふり返る」ということが必

要になる．リフレクション＝反省である．反省というといろいろ悪かった点，至らなかった点をあげてどうしてそうなったのか説明するというニュアンスがあるが，ここでいうリフレクションはその場で起こっていることをあるがままに意識化することで，次にどうしたいか，どうすべきかの情報を得るということである．

さらに，授業としての臨床実習は，患者と学生，教師と学生，学生と学生などがそれぞれ主体的，独自的でありながら，互いに相手を前提とし，相互に解釈し合い，影響し合い，反発や引き込みを繰り返しながら展開している動的な場である．しかし，たとえば患者のQOLの向上を図るといったように，互いにねがいを共有し，その下に協同の努力を行っている．学生が臨床実習で学ぶということはそのプロセスに参画し，場を感じとり，場の状況の中で知識や技術を経験するということである．

学生が授業としての臨床実習を通して学ぶもの

授業であるからには，そこで教育される内容，すなわち授業の結果獲得される知識や技術や態度があるはずである．では授業としての臨床実習で学ぶ内容とは何であろうか．それは「臨床の知」としての看護である．

臨床の知とは何かをわが国において初めて体系的に論じたのは，中村雄二郎である．中村は科学の知と対比しながら，広義の臨床の知の特色として次の3点をあげる[1]．

①近代科学の知が原理上客観主義の立場から，物事を対象化して冷ややかに眺めるのに対して，それは，相互主体的かつ相互行為的に自らコミットする．そうすることによって，他者や物事との間にいきいきとした関係や交流を保つようにする．

②近代科学の知が，普遍主義の立場に立って，物事をもっぱら普遍性（抽象的普遍性）の観点から捉えるのに対して，それは，個々の事例や場合を重視し，物事の置かれている状況や場所（トポス）を重視する．つまり，普遍主義の名のもとに自己の責任を解除しない．

③近代科学の知が分析的，原子論的であり，論理主義的であるのに対して，それは総合的，直感的であり，共通感覚的である．つまり，目にみえる表面的な現実だけではなく深層の現実にも目を向ける．

中村雄二郎の臨床の知の規定は，これまで自然科学のパラダイムのもとで排除され，覆い隠され，バラバラにされていた「知」の領域に光を当て，それらを統合する包括的で一般的な規定である．

しかし，中村の規定は，臨床の知のただ中にある主体がどのように

臨床の知を経験しているのかを述べたものではない．臨床についての知の規定ではあっても，臨床における知の規定ではないのである．臨床実習は学生がどのように臨床における知を経験するかに重要な関心を持つ．そこで臨床の知の構造を調べる必要があるのである．

臨床の知の構造

学生が臨床実習で経験する臨床の知とは，とりもなおさず学生が経験する看護のことである．そこで看護を定義しておく必要があるのであるが，それは論者によりさまざまある．そこで筆者なりの仮説的定義をし，以後の記述が結果としてその妥当性を了解させるに足るかをみるという方法で述べてみたい．筆者の看護についての仮説的定義とは，次のように表現されるものである．

> 看護＝援助を必要としている人間的状況に身体で関わり，身体をもって即応する主体的実践である

この定義は「人間的状況」「身体」「関わり」「即応」「主体的」といった鍵概念を含む．そこで学生はこれらの鍵概念が意味するところを経験しながら「臨床の知」を学ぶのだといえる．

●人間的状況

臨床の知は「状況の知」である．対象と自己が1つになって親密な関係の中にある時「状況」とよばれる．自己のありように応じて状況は変わり，状況の変化が自己の変容をもたらす．状況の知が意味するのは，状況の中で，状況に迫られて，状況に応答することで成立する知だということである．さらに看護は状況の知には違いないが，「援助を必要としている人間的状況」に関わる「知」である．人間的状況とは，価値，信念，経験，期待，意志などが含まれる「その人が今，ここ」で経験していることの全体である．看護は何らかの疾病や障害を抱えた人間的状況を身体的に感知し，その人のニーズを捉え，その人の「生活の質(QOL)」の向上のために身体で関わる，「相互主体的かつ相互行為的」な営みなのである．

次の事例は，臨地実習における看護学生が経験した人間的状況の意味である[2]．

【事例】

> 患者は失禁しているらしい．学生は「シーツを取り替えましょうか」と声をかける．「取り替えなくてもいい」．少し気むずかしい顔をして初老の患者が答える．患者の言葉にニーズがないと思ったのだろうか，あるいは，患者の世界に入るのが怖かったのであろうか，学生は患者の言葉を鵜呑みにしてその場を離れようとする．しかしちょうど巡回していた師長が，患者の腰の下に手を差し入れる．そして「本当にいいの」と言うと，学生の手を取って患者の腰の下へと導いた．すると「ぬれてる」と学生は小さく叫び，急いでおむつ交換とシーツ交換に取りかかる．患者と学生を含んだ人間的状況の全体が一変し，今までのためらいは一瞬にして払拭される．学生はその状況に応答したのである．

　臨床実習において「わかる」のは，まさにこのような状況の知としてわかるのである．それは認知面に限らず，感情，意志，身体の関わる，全人的な経験なのである．

● **身体の知**

　人間は「こころ(心)」と「からだ(身体)」を切り離して考えることのできない統合的全体なのである．そして臨床の知はこころとからだが一体となって機能する「身体の知」なのである．

　看護は相互身体的な関わりである．看護者にとって身体に根ざした臨床の知のありようが，病人の世話のありように大きく影響する．患者の身体は，生きるために，看護者を含め，その環境を識別し反応している．看護者の身体は，自らも一個の生命として患者の生命と境界を接し，それを通して生命一般に触れている．看護とは「自然が健康を回復させたり，健康を維持したりする，つまり自然が病気や傷害を予防したり癒したりするのに最も望ましい条件に生命を置くこと」であるが，それは患者の身体と看護者の身体が生命一般を共有する[3]ということである．

　本来身体には「意味の内に住まう」[4]という存在論的能力がある．すなわち状況の意味が身体の反応をもたらしている．つまり「意味」は状況との関わりにおいてその時々に身体において生成する．臨床の知においては，身体は手段ではなく目的である．臨床の知は状況に身体的に応答しながら目標を絶えず生成している知である．知を認識論に偏って信奉する者は，人間が身体を持つという事実を忘却しているのである．

● **関わりの知**

　臨床の知は関わりの知である．それが意味するのは「健康を生きる」

という点においてねがいや希望を共有するもの同士の，関わることへの意志を前提にするということである．すでに見たように臨床の知は状況の知である．対象が自己と1つになって親密な関係（＝状況）を作り出すのは，そこに関わることへの意志が存在するからである．

　看護者の関わることへの意志は，患者の人間的状況への責任ある応答である．私が決して知り尽くすことのできない，しかし，私に呼びかけ，私を必要としている人間的状況（＝他者の他者性）への，責任ある応答である．また，患者の関わることへの意志は，自己の生命を通じて生命一般を生きることへの意志である．

　患者と看護者は，それぞれ「意志」を持ち，互いに他を信頼し，感じ取り，引き込み合う．そのような関係の中で場の意志のようなものが創出される．その時，患者，学生，看護師，ベッド，点滴装置などの物品といった諸々の「ひと」「もの」が個別に存在する場所（たとえば病床とよばれる場所）は健康を生きる意志の交わりの場（＝臨床の場）になる．生命は，自ずからそのような志向性を持っているのである．

● 即応

　関わりの知である臨床の知は「相互性」という性質を備えている．この「相互性」を最もよく体現する特徴が「即応＝coherence」である．

　即応とは状況の変化が，即，看護者の身体の変化だということである．周囲の動きと自分の動きがぴったり一致しているということである．すなわち即応が意味するのは，考えて，結論を得て，その後結論を実際に適用するということではない．次に紹介する看護師の事例は相互性と即応とはどのような経験なのかをよく示している[5]．

【事例】

> 　合宿の次の日の勤務で，いつものように寝たきりの褥瘡を持った97歳のおばあちゃんのおむつ交換をしていた時のことだ．おむつ交換の時，私は彼女の意志に反して動かしていると感じた．そう感じた時，こうしたいとか，こうしてほしいとかの感情が消えていた．私の行為が苦痛に思えたので彼女を待った．すると彼女は私の首に手を回し，腰を浮かそうとした．動かないと思っていた腰が上がり，お茶碗を持つのもやっとと思っていた彼女の両腕には，きちんと力が入っていた．その手から彼女の私へのあたたかな気持ちが伝わり，本当にうれしく思ったので，「ありがとう」と言ったら，その言葉が同時に両方から出たので，お互いに笑ってしまった．

　まずここには「相互性」が見出される．相互性とは，「見る」「見ら

れる」や「与える」「受け取る」のように，関係の中にある者が，相互に同時に相手を経験しているということである．患者の意志に反していると覚知し待つという選択をすると，患者が自ら看護者の首に手を回し，腰を浮かす．患者の両腕にあたたかな気持ちを感じ「ありがとう」と言うと，同時に患者からも「ありがとう」と言われる．これはまさに相互性の経験である．

相互性の経験を可能にした1つの理由は，操作の意識から自由になったことである．「こうしたいとか，こうしてほしい」といった感情から開放されたことである．そしてもう1つの理由は，看護者が経験に開かれているということである．経験に開かれているということは，その時々に「ひと・もの・こと」とともにあり，それらとともに変化していることである．

●主体性

「主体的」ということの1つの考え方によれば，それは自分のまわりで生起する事柄（状況）に巻き込まれることなく，状況から自らを切り離して客観的に事態を分析し，総合し，判断することができることだと考えられる．このような考え方においては，状況に「巻き込まれることなく」「距離をおいて」，事態を「客観的に」眺めていることが主体的であることの根拠となる．

また，逆に目標を立て，計画に従って，どんどんやりたい看護を提供している学生を「主体的」と呼ぶこともある．しかし，患者と関わり，その時々の状況の変化に対応しながら，自分なりに判断し，自分なりの仕方で関わり，結果として自分を変えていっている学生の姿に主体性を感じることもある．ここで主体的であるということは，「状況に密着し」「状況の変化に参加」しながら，「判断を下し」自らも変化していることである．

このようなことから考えると，臨床の場における主体性とは，「自ずから」という行為のあり方であることがわかる．自ずからなる行為においては，周囲の動きと自分の動きがぴったり一致して，そこに自分のものでも周囲のものでもない「無名の自発性」のようなものが経験される．これは前に触れた「即応」に通じるもの[6]である．この「自然さ」が臨床の知の特徴である．

このように主体性を捉え直してみると，臨床の知における主体性とは能動と受動の統一であることがわかる．能動というと，やる気満々の積極的な行為，あらかじめ設定した計画をどんどんこなしていく姿をイメージするかもしれない．また受動というと，言われたままに動

く消極的な姿をイメージするかもしれない．そして主体的という時，多くは前者の能動のイメージと重ねて理解するであろう．しかしここで能動とよぶのは，対象に対し完全に注意を集中しているということであり，受動とよぶのは，そこに生起するあらゆることをあるがままに受け取っているということである．臨床の知における主体性とは，自分と対象との間に生起する事柄に完全に注意を集中し，あるがままにそれを受け取り続けるという意志なのである．

臨床の知の深化

すでに見てきたように，看護はまず身体において知覚し，その後言語や社会の文脈において認識する営みである．看護すること（ナーシング）という身体行為における認識のあり方は，瞬時に，全体として看護を捉える認識の仕方なのである．

しかし具体的な看護の場面に立ち会う時，看護者は自分の看護を「科学の言葉」で語ることに困難を覚えるはずである．それは看護一般についてではなく，ほかならぬ自分の看護，自分の身体の一部といってもよい看護を語ることだからである．看護は，客観的な判断に基づいてではなく，直感的・身体的な判断に頼ってなされることが多い．説明はできなくても「何をしなくてはならないか身体だけが知って」おり，先に「手が出ている」し「言葉が口をついて出ている」のである．「なぜそのような看護行為をとるのか」と問われる時，なぜだかうまくいえないが，相手の身体によってぜひそうしなければならないと強いられるからであり，「そうしてあげたい」からであり，「心配だったから」である．

このように直感的・身体的で客観化が難しい看護であるが，しかし，その個々人の中で経験される技術には深化の相を認めることができるのも事実である．そこで臨床実習で学ばれる臨床の知（＝看護技術）の深化の相をスケッチしてみる．

臨床における技術を記述する方法には，技術行為を第三者が観察して記述する方法と，技術主体に経験されている経験として記述する場合がある．前者は技術行為を観察可能な実行行為とみなし，要素に分けて分析し，その要素の組合せとして技術を記述する．後者は技術主体の対象との相互性の経験に焦点を当て，経験とその深化として技術を記述する．本稿では，臨床実習を臨床における経験の意味づけによる臨床の知の獲得の場と捉えているので，後者の立場をとる．

表1は臨床における技術の深化の相（＝phase）を筆者なりにスケッチしたものである．ここで臨床とよぶのは特に医療を意識してのこと

表1　臨床的な技術の深化の様相

技術の深化の相		現象と意味	看護者にとっての意味	
技術の基礎	I	触れる 親しむ（慣れる）	・対象に合わせてもらっている． ・環境を認識していない．	看護技術の基礎	・患者とのコミュニケーションはできていない． ・看護チームの中の自分 ・一方的看護行為の提供，あるいはマニュアルに従った看護行為の遂行． ・看護行為の手段としての自己の身体．
	II	流れをつかむ いろいろやってみる	・集団の中にいることの認識． ・看護行為の意識化．		
	III	感じる 心が動く	・手ごたえや気持ちよさを知る． ・自分の身体の発見．		
技術の探求	IV	考える テクニックの発見 試す（経験）	・主体的意思的コミュニケーション． ・「行為↔感覚」の誕生を知る（技術的行為の経験）．	看護技術の追求	・自分のナーシングテクニックの対象化． ・ナーシングの始まり． ・「看護（ナーシング）とは何か」の問いの発生． ・看護技術深化への欲求． ・患者の身体を「感じて動く」．
	V	理解する 問う ひたる	・技術とは何かの追求（相互性の経験）． 行為↔感覚　↕　対象の動き		
技術の創造	VI	創造する （アートの発見）	・自己と技術の一体化． ・自己発見，自己創造．	看護技術の創造	・アートとしての看護技術 ・自分の看護（ナーシングコンセプト）の創造． ・安全安楽で確実なナーシングを「気持ちよさ」として感じている． ・看護者であることへの感謝．
		修錬する （身体・感覚の浄清）	・たゆまぬ努力（克己）． ・無意識の領域． ・感覚，精神の錬磨．		
		至福の経験	・自己を超えるものとの出会い（恵み）．		

ではなく，もっと一般的に人と人が相互に関わり合う場といった意味で，教育，福祉などの実践の全体を含める．

臨床の知の深化は大きく「技術の基礎」「技術の探求」「技術の創造」の3つの層に分けられる．それぞれの層は，さらに2～4の相に細分される．

「技術の基礎」の層の基本的性格は，技術の対象の存在を意識的に捉えるということである．Iの相は，対象とふれ親しむ経験である．この相はそこから臨床の技術が生まれてくる土壌である．最近，患者とふれられない，関われない看護学生や若いナースのことが問題視されている．それは看護の土壌としてのIの相が脆弱になっていることを表しており，そこを深く耕すことが必要であることを物語っている．

IIの相の，流れをつかむ，いろいろやってみるというのは，観察が始まり，対象がはっきりその姿を表してきたことを示す．さらにIIIの相では対象からの反応，手ごたえを感じる段階である．たとえば，患者とのさまざまな関わりを経験しているうちに，はっきりと個別性は意識しないまでも，患者がいるとか，患者と関わっている自分がいるということを発見し，うれしくなったり，いい気持ちを味わったりしている．未分化な状況から，看護者としての自分の身体が意識化されてくる大切な場面である．

「技術の探求」の層の基本的性格は，自らの行為が技術的な行為として自覚され，目的意識的に探求されることである．IVの相では，対象との関わりを考えたり，試したり，観察したりしながら，次第に行為と感覚が統合されたものとして経験されるようになる．看護でいえば，真の意味での看護の技能（ナーシングテクニック）がひとまとまりの経験として分化してくることである．看護すること（ナーシング）の始まりといってよい．さらにVの相では行為-感覚-対象の相互性が経験され，深い意味で「知ること（understanding）」が始まる．看護でいえば，清拭という看護行為の提供にとどまらず，自分の行為と患者の動きと感覚が一体のものとして変化のうちに感じ取られ（浸る），しかもその場その場の自分の看護テクニックがリフレクションを通して対象化される．患者が一般的な患者としてではなく，真に個性的存在として捉えられるのもこの段階である．「看護とは何か」の問いが生まれ，より深い看護技術への探求が始まる．

　「技術の創造」の層の基本的性格は，「自己（self）」と技術が一体化して捉えられるというところにある．そこでは技術は自己であり，自己は技術において表現される．たとえば看護が自分なりの看護になり，安全で安楽な看護を確実に提供できている状態を，看護者自身は「気持ちのよい」状態として経験している．いわゆる「アート（art）」としての看護技術の経験である．感覚と精神はますます研ぎ澄まされ，患者との相互性を「出会い」として経験し，そのことを恵みとか至福と感じている．すなわち自分が看護者であることに感謝し，看護の中で自己実現している自分を見出すのである．

　以上，大まかに臨床における技術の深化の層をスケッチしてきた．注意したいのは，技術の深化の層は直線的な技術の発達段階として固定的に捉えてはいけないことである．たとえ看護学生の臨床実習であっても，「至福経験」として看護を経験する場合もあるだろうし，何年も経験を積んだベテランナースでも機械的，操作的な看護に陥っていることもあり得る．

　しかし，やはり技術の深化には順序性がある．下位の層や相が十分に経験され成熟することによって，より上位の層や相が生成し成熟する．だから，臨床実習において教育者は学生が経験していることを注意深く観察し，どのような層において看護を経験しているのかを探り，その時々に共感的に関わっていく必要があるのである．

2 臨床実習をデザインする

臨床実習という学習の場の特徴

　一般に実習による教育の場は次のような特徴を持つ．これまで述べてきたことと重複するものもあるが，ここで整理してみる．

①経験とその充実の場である

　「臨床の知」を学ぶ臨床実習は，いわゆる「知識」「技能」の伝達を直接の目的とはしない．また実践を理論の事例として説明する場ではないし，習った理論を実際に応用してみる場でもない．講義などで得た知識，理論は経験を意味づけるための手段として使われる．また経験の成熟とその意味づけのために新たな知識や技能が求められる．

②アクチャリティーの世界である

　臨床実習は，抽象的理論と実際的な現実の中間にある．そこは実際の病棟で行われるとはいっても，看護者の日常的実践をそのままを行う場ではない．しかしその基本線は反映している．つまり臨床実習は，専門的看護実践の1つの模擬的状況（シミュレーション）である．抽象的理論の実例の提供ではないが，かといって病院の実際の業務への適応を訓練する場でもない．臨床実習は看護の「現実以上の現実」を身体を通して学ぶ場なのである．

③不確定な状況における学習である

　実習の場は人と人，人と物，社会の価値観や歴史が複雑に絡み合い，しかも時間とともに変化する不確定な状況である．そこにおける学習は前もって計画することが困難である．とりあえず仮の目標を設定するとしても，状況の変化の中で目標自体が変化し，その時々に新たな目標として設定しなおされる．このように学習においては，何が学習されたかは前もって予定された目標に照らして確かめられるばかりでなく，学習のプロセスをふり返ってみて初めて確認できるものも多いのである．

④失敗のリスクを一定範囲に抑えた状況である

　臨床実習の学習は，未知の要素を多く包み込んだ不確定な状況の下での学習であるから，予期せぬ事態と遭遇して混乱したり，多くの選択肢の前に当惑したり，思わぬ困難に打ちのめされるといった，試行

錯誤を繰り返しながらの学習になる．この未知の状況における自由な探求の幅と深さが，臨床の場における学習の生命である．しかしながら，臨床の場はもう一方で，患者という人間の健康や生命に関わる危険に満ちた場でもある．そこで諸々の予測される危険を一定の範囲に抑え，致命的な結果(たとえば生命の危険)には至らないように配慮されなければならない．

⑤行動による対話を通した学習の場である

臨床実習の場における学習は，行動による実験，行動を通した修正，行動自体の改善を目的とした学習である．知識の獲得，知識を用いた推論，解釈，判断といった概念的な学習ではなく，未知の状況でまず実践してみることが求められる．そこでは患者，患者の家族，医者や看護者，OT・PT といった複数の人間からなる人的環境，病室，器具，機器といった物的環境がそれぞれメッセージを発し，メッセージを交換している．とりわけ仲間や教師や実習指導者のまなざし，身ぶり，行動，言葉は学習者にとって重要なメッセージである．実習の場において，お互いは言葉ばかりではなく，行動を通してメッセージを交換し，お互いのまなざしの交錯の中で一人ひとりが自分の行為を意味づけていく．

臨床実習をデザインする方法

あらかじめ決められた目標に向かって行動を制御し，効率よく目標を達成するという「工学モデル」の適用が難しく，たえずその場の状況の変化に対応しながら変化していかなければならない臨床実習では，デザインは前もって計画したことをもって終わりとすることができない．しかしあらかじめ全体の流れを予測し，意図のはっきりとしたデザインをすることが，かえって実際に起こっていることを見えやすくし，その時々の状況に応じて柔軟に変化することを可能にするのも事実である．

●実習予想展開図

まず，実習全体の流れがどのようなものになりそうかを構想する「実習予想展開図」を描いてみる(第3部100頁の図参照)．

①患者の治療-回復過程の中における位置づけを明らかにする

一般に臨床実習の期間は2〜3週間が普通であるので，学生の患者との関わる時期は，患者の治療-回復過程の一部になる．

学生にとっては，今目の前の患者がすべてであるので，いったいこの患者は回復過程のどの時期に該当するのかなどと見極めることは難

しい．

そこで教師，指導者は，個々の学生の担当患者が治療-回復過程のどの時期にいるのかをしっかり把握しておく必要がある．その時期，その時期に応じて学生が遭遇する看護に関わる事象はさまざまであり，学生はその治療-回復過程のプロセスの中で，目の前の事象を位置づけて冷静に判断できるとは限らないからである．むしろ，そのこと自体が実習の学習内容であるといってもよかろう．

②実習予想展開図を描く

実習を患者の治療-回復過程の中に位置づけることができると，その時期に学生が遭遇するであろう看護上の事象，そこで学習可能な教育内容，学生が看護を学ぶうえでその事象が持つ意味などが，大まかに見えてくる．実習予想展開図はその見取り図であるといってよい．

実習予想展開図の描き方は，その看護観，実習が行われる病棟の特性，患者の個性などによって異なってくる．しかし，看護観の内容ではなく，看護観を持つこと，患者の看護問題をいくつかの側面から記述すること，指導者や教師が目標を持つこと，学生のねがいや目標を明らかにすることなどの諸項目は，その看護観，実習病棟のいかんにかかわらず，実習予想展開図に表現することが望ましい．

本書の実習予想展開図の考え方では，患者の回復過程をQOLの向上と見なし，図の左下から，右上に向かってQOLが向上していくと表現している．その回復過程の記述であるが，次の3つの側面から記述する．

　①「基本的ニードの充足」
　②「コミュニケーション」
　③「リハビリテーション」

この3つの側面が絡み合って治療-回復過程が展開されていく．

しかし，臨床実習の課題はそこから自動的に決まるのではない．学生がそこで展開してみたい看護，指導者，教師が学生において実現したい看護との交錯したものとして，個々の学生の臨床実習の課題は決まってくる．実習指導者，教師は予想される課題を，実習の時期のどの側面についての学習かを判断して，実習予想展開図に書き込んでいく．こうして，「学生はこれをすべき」といったあらかじめ決定されている「作業」ではなく，学生が遭遇し，そこで看護を経験するであろう，「課題」を一定の見通しの上に記述できるのである．

● 実習指導構想図

実習予想展開図をもとに個々の場面における実習指導構想図を書い

図1　実習指導構想図

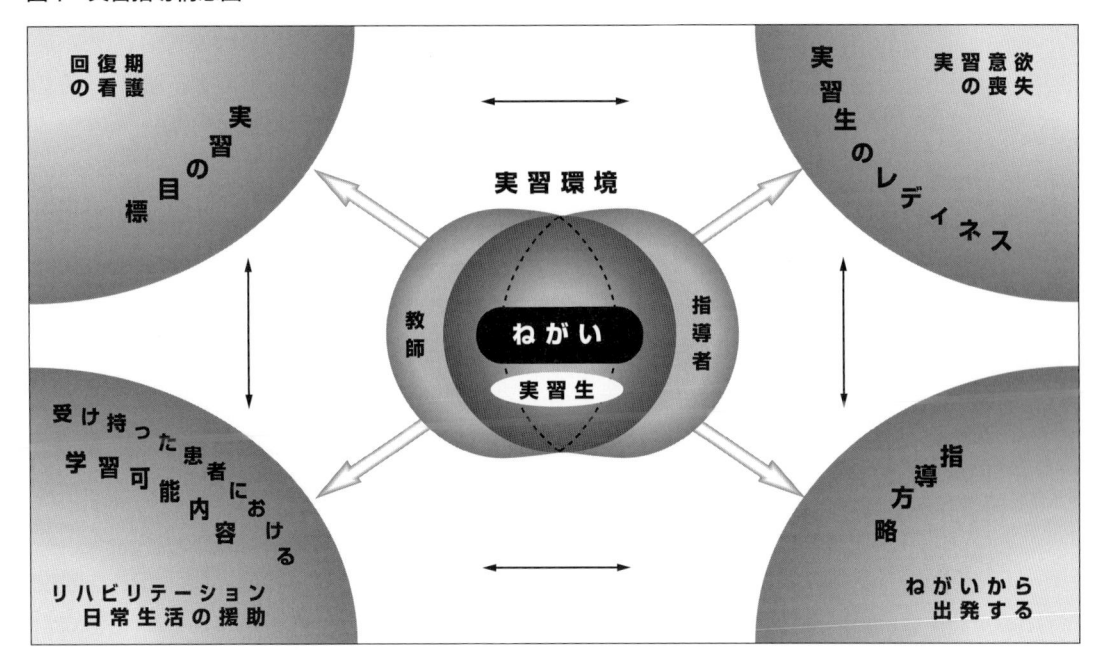

　　　　　　　　　　　　　　実習環境

回復期の看護　実習の目標　　　　　　　　実習生のレディネス　実習意欲の喪失

　　　　　　　教師　ねがい　指導者
　　　　　　　　　　実習生

受け持った患者における学習可能内容　　　　　　　　指導方略
リハビリテーション　　　　　　　　　　　　ねがいから
日常生活の援助　　　　　　　　　　　　　　出発する

てみる．これは，今日の実習生の学習がどういうものになりそうか，それに対し，どのような角度からどのように関わるかを具体的に表現した「指導仮説」である．

　実習指導構想図は＜実習の目標＞＜実習生のレディネス＞＜学習可能内容＞＜ねがい＞＜指導方略＞の5つの下位要素からなる(図1)．

①ねがい

　ねがいは臨床実習を通して学生にこんな看護を知ってほしいといった看護者としての育ちや，教師あるいは実習指導者としてこんな臨床実習になってほしいといった希望や期待を書く．ねがいは臨床実習の全体を方向づけ，多様な要素の絡み合い，予期せぬ結果をもたらすかもしれないこの場面においても，柔軟に対応することを可能にするのである．

②実習の目標

　目標には「基本的ニードの充足」「コミュニケーション」「リハビリテーション」に関する技能，概念，知識の到達目標，看護に関する興味や関心，態度や意志など，多面的に考える．特にねがいと目標との乖離には気をつける．

③実習生のレディネス(学生の実態)

　これまで学生の実態というと，レディネスと表現されることが多かった．それは準備状態と誤解され，すでにどんな知識を習っているか，

その程度はどれくらいかを書くものであった．

　ここで言う学生の実態とは，学生が表明しているねがい，興味，関心，これまでの実習における学びの特徴，生育歴，学科の知識，その修得の程度などで，それらをできるだけ具体的に書く．

④**指導方略**

　指導方略には，学生の活動，その形態，時間，活動と活動の順序性などで記述する．学生の活動で記述するのは，臨床実習が経験を大事にするからである．

　活動の例としては，たとえば食事の援助についていうと「この1週間の食事の内容および量と，昼食までに提供された看護とを対照する」「Aさんが昼食をとらないあらゆる場合とその根拠を考える」などである．このような記述が望ましいのは，学生がどのような経験をするか，それを自分自身でどう意味づけていくかを重視しているからである．このような活動の中で，学生が看護についての「明示知」を説明されて覚えるのではなく，「臨床知」としての看護を身体を通して身につけることが可能になるからである．

　または時間，空間，施設・設備，人的環境などを全体として考え，適切に調整する．実習の学びは個人の内面で起こることというよりは，このような環境・条件と個人の内面的要素との相互作用の結果として起こるのである．

⑤**学習可能内容**

　臨床実習において教材は患者ではない．心電図の波形や，ネブライザーといったモノでもない．患者と学生の間に生成した，学習可能な看護内容を含んだ状況である．教材は教師あるいは指導者がこのような状況を作り出す教材化のプロセスとして存在するのである．

3 臨床実習における教師・指導者の関わりの原則

　第2章で述べたように臨床実習を捉えると，教師や指導者は学生にどのように関わればいいのであろうか．臨床実習における教育的な関わりといっても学生により，状況により実にさまざまな方法があり得る．ここでは，それらの方法を貫くいくつかの原則について見てみたい．

人間的状況に出会わせること

　一般に臨床の知を含め，実践的な知が機能する状況とは，「何かを求められている」，しかし「どうしていいかわからない」という状況である．看護に即していえば，看護として意味のある行為を引き出してくれるのは，学生の前にいる患者の援助を必要とする人間的な状況そのものである．そういう状況において，看護学生は患者の差し迫ったニーズ（必要性）を感じ，読み取るという動きを開始する．

【事例】
> いま看護学生の目の前に，顔を真っ赤にして泣いている2歳児のMちゃんがいる．息が苦しそうで，顔中発疹だらけである．看護学生はどうしていいのかわからないのであろうか，身体をこわばらせてたたずんでいる．指導者は「あなたは今何をしたいの？」と尋ねる．学生は「楽にしてあげたいと思います」と答える．指導者は「あなたがそう思うんだったらそうしてあげたらどう」と学生を励ます．学生は「どうしたらいいんですか？」と指導者に聞く．「どんなことができるでしょう」と指導者．「熱を下げてあげたいです」と学生．「そう，じゃそうしてあげてください」と指導者．学生は「氷枕を持ってきます」とナースステーションに向かう．

　臨床の知にとって，「何かを求められている」が，しかし「どうしていいかわからない」という，その矛盾をはらんだ人間的状況こそが生命である．ある場面をそうした状況であると理解すること，あるいはそうした状況に学生が直面すること，が臨床の知の出発点なのである．この例で指導者が行っているのは，「看護がしたい」という学生の内部における「動き」を何よりも重視していることである．それが，援助を必要としている患者の人間的状況によって引き起こされているという学生の「覚知 awareness」に信頼しているということである．この

ような状況で看護が求められていることの自覚が，看護技術の出発であることを学生が経験できるように援助しているのである．

感情を受け入れ，問題事態を意識化させること

問題事態とは，学習者が現在手にしている情報が何で，学習者が解決すべき課題が何かについて区分けできることである．

臨床実習の場面は「ひと・もの・こと」が複雑に絡み合っており，しかも学生自身がその中に巻き込まれていることが多い．前にみたように，状況は自己の関与を必要とするのであるが，何とどのように境界を接して存在しているのかが判明しない限り，この自己はまだ主体としての自己ではない．

問題事態が明瞭に意識されるにはまず，この主体としての自己を確立する必要がある．その第一歩は感情の受容と明確化である．

【事例】

> 例えば，外泊を許可されてその準備のために衣服をバッグにつめている患者がいる．その様子をみていると，洋服をくしゃくしゃにしているし，出したり入れたりで大変そうである．1日の外泊にしては量も多い．「大変そうですね．私が手伝いましょうか」と学生が申し出る．「いいの」きつい語調で患者はバッグを自分の方へ引き寄せる．

この例[7]で患者に拒否されたと「思っている」学生は，自分の関わりのどこかいけなかったにちがいない，○○さんは私のことが嫌いなのではないか，明日から実習が続けられなくなったらどうしようといった感情に包まれている．指導者はまず学生の感情を受け止め，感情の中に埋没し，状況と未分化な学生を受容することが必要である．感情を受容されて，学生は徐々にそこで起こっていたこと，その場を成立させている条件，患者の病態などの事柄に注意を向け始める．学生が患者に提供したいと思っていた看護，その具体的な内容，これまでの患者の経歴，今置かれている患者の状況，病態がもたらすであろう徴候などについて指導者が励まして想起させ整理していくことで，学生は何がわかっていて，何が求めるべきものなのかを区分していけるようになる．すなわち感情に彩られた混沌とした事態が，看護を考えるための問題事態に変化するのである．

モデルを示すこと

モデルといっているのは，看護行為のモデルとしての指導者あるいは教師である．

学生が，指導者や教師の身体に意味の源泉をみる．その身体は，具体的な状況（文脈）において行為する身体である．本や話で聞いたことを総合して頭の中で作りあげた理念型ではない．

　学生は知識を披露する看護師ではなく，これこれしかじかの状況で「このようにふるまう」看護師をモデル化するのである．「A看護師さんはすごい」「B看護師さんのようになりたい」とよく学生は口にする．それは学生がある状況における看護師の行為を自分の身体に「写し取る」ことで，身体的なモデルを構成していることを意味する．

【事例】

> 　食事の介助の一場面である．患者は73歳の女性．右三叉神経痛手術目的で入院した．手術中あるいは手術後に小脳梗塞を起こした．術後19日，リハビリ期にあり，この日は嚥下訓練2日目である．意識状態は問いかけの内容は理解し，やや不明瞭ではあるが，言語的な意思表明ができる．著明な運動機能障害はないが，体幹を支持する筋力の低下は認められる．
>
> 　学生は食事の準備を始める．「起こしますよ」「Oさんも頑張って協力してください」「気持ち悪くないですか」と，しきりに声をかけながらベッドのギャッチアップを続ける．何とか上体が起き，患者はテーブルの上の食事を見ることができるところまで起きる．その時指導者は枕を持って近づき，学生に小声で指示しながら左肘を支えられるようにベッドと体側の間に挿入する．学生は右肘についても枕を挿入する．患者の身体は前に比べるとずいぶん安定したようにみえる．しかしベッドにもたれるような姿勢は相変わらずである．学生はメニューを示し患者の表情を窺い，割箸を自分で割ってみるようにと勧める．その時指導者の看護師はもう1つ枕をとって，声をかけながら患者の背中とベッドの間に挿入する．ベッドにもたれるように見えた患者の身体がすっと立った．それを目の端で確認したのであろう，学生の表情が一瞬変わる．また看護師は学生が患者に食事のメニューを見せ，割箸を割かせ，食べましょうと促すのを観察しながら，おしぼりを作ってテーブルの上にそっと置く．

　これは，ある高等看護学校の臨床実習で見られたありふれた場面の1つである．しかし学生の「アッ」といった表情から窺えるように，学生は何かを感じたようである．あえて言葉にすると「これなら食べられる！」「食事の姿勢を整えるとはこういうことだ」といった感じであろうか．病態と食事をとるための体幹の保持の関連，人間が食をとることの意味など，学生は一瞬のうちに感じ取ったのではなかろうか．食事の援助を必要としている人間的状況において，ねがいを共有する患者，看護師，学生を包み込んだ場において，自ずからなされる看護者の行為が，看護行為のモデルになったのである．そしてその場の中で看護師の身体を自らの身体に写し取るようにしながら，「食事をとる患者の身体を整える」といった臨床知（看護技術）を知るのであろう．

技能中心主義からの脱皮

　技術教育は従来，技術手順の習熟としてとらえられてきた．看護技能中心の実習の考え方は，ともすると看護手順の自動化(マニュアル化)，さらには機械のように正確な看護行為に近づくことをめざすことになりやすい．その考え方は一歩間違うと，ナースの身体を看護の行為の道具あるいは手段として想定し，看護学生をそのように訓練することに陥ってしまうのである．

　さらに看護技能中心の実習の考え方は，看護技術(ナーシングテクニック)について，「患者の扱い方」がすべてであると学生を教育してきたきらいがある．そこでいう看護技術とは，技能かもしれないが，ナーシングテクニックではない．ナーシングテクニックとは「どんな看護をするか(ナーシングコンセプト)」を実現するための身体技能である．その教育を単なる肉体の鍛錬(訓練)や，操作技能の訓練に還元することはできないのである．

　看護についての自分なりの考え方(ナーシングコンセプト)を育てることが「臨床の知」の形成の基礎である．それは看護技能に裏づけられていなければならないことはいうまでもないが，それは技能中心の実習でよいということではない．技術の教育は，本来知識の活用を可能とする学生の人格的能力を育成することにあるのである．

概念主義からの脱皮

　臨床実習の場面において，学生は頻繁に看護行為の根拠や理論的説明を求められる．また看護過程をはじめさまざまな記録を(あるいは情報処理)を作成する．自己の看護行為を合理的に説明するという意味でそれは大事なことである．しかし，説明できるということと，実践的に解答を得るということは別のことである．学生は状況を説明したり解釈することによって，人間的状況に実践的に応答するという困難を回避することもありえるからである．

　実践上われわれが遭遇する問題状況というものは，それぞれ独特のニュアンスを持っており，できあいの知識や理論では解決できないからこそ，まさに臨床の場における「問題」になるのである．そういう意味で「実践的に考える」ことの苦しみに学生が正対していけるように励ますべきである．

看護に焦点化し，言語化，記録を急がない

　ある看護学生Sは手術からベッドに還ってきたMさんが右を向け

ないと思って，お孫さんの写真を左側の壁に置き直した．看護師は「とてもいい看護になってたと思うわ」とS学生をほめた．ところがSは少しはにかむように笑ったが，すぐ真顔になって「Y看護師さん，私，記録が書けないので，看護にならないんです」と訴えた．

　ある看護教師が語ってくれた例である．Sはとてもやさしい性格の学生だそうである．先日もこれから手術室に向かう老婦人の白髪の髪を梳っていたという．こんな場面に遭遇することはしばしばだそうである．ところが実習の成績はよくない．もう2度も追試を受けているのだが，なかなか合格できない．「そういう行為は看護ではないのでしょうか」．筆者(藤岡)は素人の無知をいいことに聞いてみた．「ええっ？」「でも実習の試験が通らないことには……」．

　今ここで患者と学生との間で起こっている事実は看護に他ならない．しかし学生にとっては，記録に書かれ，指導者や教師にわかってもらえたことが看護なのである．テスト場面では，看護師や教師の前で正しくやって見せて，初めて看護なのである．それは教師や指導者がそう捉えていることの反映ではなかろうか．

　学生の注意は，実際に患者と自分の間に起こっていたことにではなく，指導者や教師が期待する書かれるべきことに向けられる．指導者や教師が期待するなされるべきパフォーマンスに向けられる．それは，患者との関係の中で生成する経験が要請することへの応答としての表現ではない．文字によって合理的に報告する義務としての表現である．間違いなく再現する作業行為である．記録が実習評価の主な対象になるという現実が，この傾向をさらに強めてしまう．

　看護が臨床知であり，臨床知は教えて伝えることができないということは，臨床実習が「習ったことを実際に実習で試してみる」「実習で確かめる」ということになじまないことを意味する．「理論を実践に適用する」ことは臨床実習の主要な目標ではないのである．

方法論的な問いを形成すること

　「暗黙知」が機能する状況とは「何かを求められている」，しかし「どうしていいかわからない」[8]という状況であった．そこで学生に求められるのは，それがどうすれば可能かという「方法論」的に問いを発することである．つまり，「どんな看護(ナーシング)がしたいか」を考えることなのである．例えば昼食の時になったが，食事への意欲を示さない老婦人の食事の援助という看護場面で，どのような患者の動きが生まれ，それを看護者がどのように感じ，患者との関わりの結果として自分の思い描くナーシングスタイルに近づけるにはどうすればいい

のかを知ることが，この場合の「方法論」である．

　ナーシングにおける状況の認識は，断片的な情報による．それらは，肌の色，呼吸，血圧計の値，食事の量といった片々の情報である．しかし看護者は，断片の情報から患者（ある状況とともにある全体としての）を一気に認識する．それは，においやしぐさから母親を一気に彷彿させるという認識の構造（暗黙知の構造）と符合するものである．ここにおいては「断片（部分）」とよばれているものは，実は全体を示すものなのである．部分を集合させなければ全体はわからないというものではなく，部分の中に全体が覚知されているのである．そうしてこのような認識が生まれるのは，繰り返しになるが，どんな看護がしたいかといった方法的な問いがなされていることなのである．

歴史性を重視すること

　臨床の知は歴史性を持っている．すなわち，過去の経験が現在において意味づけされ，未来の状態が現在との関係において新たな像を結ぶ．たとえば今ここで行っている褥瘡のケアは，かつて師長が行うケアを観察した時の経験に深く浸透されているかもしれない．またこれまでの，そして今行っているケアが，将来実施しようとするケアの像を規定する．

　その時間性もまた身体に刻印されている．患者に「（おむつを交換しなくても）だいじょうぶ」といわれておむつ交換のケアを控えた時，師長が患者の腰の下に手を入れた動作，「手を入れてごらんなさい」といわれて感じた感触，それは学生の身体に刻印され，今寝衣交換を援助する自己の身体に蘇る．過去の体験が経験の場に引き出され，新たに経験し直されているのである．

　このような身体に刻印された学生の経験は連続している．時間は自己なのである．その連続性を妨げることは，臨床知の生成を困難にするのである．

　時間性を妨げることの1つに，指導者が自分の予定や都合に合わせて実習の指導をするということがある．もちろんたえず1人の学生に1人の指導者がつくといった実習形態を望むことは難しい．しかし，指導者はいつも学生における経験の連続性に配慮し，学生が自分の経験を自分で意味づけていいのだ，指導者はそれを支援してくれているのだと感じられるように関わるべきである．

自己を学ぶ

　単なる看護技能と区別されたナーシングの技術とは，状況と患者の

中に棲み込み，自己をそこに投入することによって独自の世界を出現させる力である．また逆に，それはその世界のあり方であり，その方法であるともいえる．つまりナーシングの技能とは，状況と患者(状況内存在である)の独自の情報認識の仕方であり，その深さと精密さであるといえる．そして，患者とその状況は，「私」によって出現するものだから，ナーシングの技能とは，「私」のあり方そのものといってもよいのである．患者の動きの感じ方も，その認識も，看護者一般のそれなどということはなく，私独自のものである．その自覚こそが，一個の人として自己自身に関わる行為の知(フロネーシス)の源泉である．

私たちの身体・感覚は，制度や文化に組み込まれたことによってかたちを持っている．患者と関わるとは，患者を取り巻く制度や文化や患者自身の歴史に，そしてそれらを形作ってきた生活様式に看護者の身体を組み込むということである．また患者の動きは，人類の歴史の中で身体に組み込んできた制度や文化，それを決定してきた技術によって形成された「知覚」のようなものによって感じられ，認識されている．他方，私たちの個人の身体・感覚は，生まれ，育ち，経験といった個人史の中で作られ，また，日々作られつつあるものである．ナーシングの構造は，一方では制度・文化・歴史的な存在であり，他方では私的な存在であるという人間存在の両義性に規定されている．ナーシングの深化とは，患者の動きや患者の世界の感じ方とその認識の深化であり，自分の身体・感覚は日々作られつつあることの覚知を根拠にしているのである．

学生は臨床という現実の中で，患者という一人のかけがえのない存在を引き受けていく中で，自覚的に自己本来の欲求を吟味し，自分自身が人間であることの根源的なあり方を開示する必要に迫られるのである．

協働することのよさに焦点化する

以上のように臨地実習の場には絶対的な権力を持った者がいないのである．これが真理だと主張する者が1人もいないのである．

絶対的な真理を持った人がいないということは，その場が協働の場だということである．

協働にもさまざまな協同がある．その場にいる成員がどのように機能しているかという点に着目してみると，協働は大きく2つに分けられる．

1つはあらかじめ分担された仕事を成員各自が責任を持ってやることが「協働」という考え方である．このような場合，達成されるべき結

果が目標としてあらかじめ設定されており，そのプロセスがどのように進行するかについてもおおむね予測されており，誰が何時どこで，何をどこまでするかについて成員相互の間で了解されている．

　もう1つの協働においては，成員の間に大まかな目標は共有されているが，それは集団の動いていく方向を規定するものであって，あらかじめ各自がこなすべきノルマとして明確に記述されてはいない．おのおのの成員は当初の大まかな目標に沿って自分のやりたいことやるべきことを自分で決定し，その時々に仲間を含めた全体の場を感じ取り，場の向かっている方向を把握し，自分のやりたいことやるべきことと照らし合わせたうえで，自分のやっていることを即座にふり返り，次にやるべきことを決定する．こうして，場の中では互いに相手の情報を引き込み，評価し戦わせる．その中から全体の方向が生み出されている．協働はこのプロセスそのものであり，成果はそのプロセスの途中の表現にすぎない．

4 臨床実習と講義を結合する

　臨床実習を臨床の知を獲得する場として考えてきた．たしかに，講義は知識や概念の体系的な教授を中心に行われる場である．それは当然，実習における実践知の獲得のあり方は異なってよい．しかし，「知ること」において両者は共通の基盤を持つはずである．臨床実習を臨床の知を獲得する場として捉えることが，講義における知の性格や，その獲得のされ方に対しても，問題提起をしていると思う．

「知る」ということは何か

　第1に，「知る」ことの本質的な意味の再考を促している．ポラニーによると「知る」ということには，いつも実践的な知識と理論的な知識の両方が含まれている．それは，歩行のために杖のような道具を使う場合も，事物を表示するために言語を使用する場合も同じである．「知る」ということには「何であるかを知る(knowing what)」と「いかにしてかを知る(knowing how)」という両方の側面があるのである．知識のこの2つの側面は互いに類似した構造を持ち，また，一方がなければ他方が存在することができないという関係にある．学生が学ばなければならない基本的技術が，1つの情報(知識)として伝えられるだけが教育の目的ではない．情報が理解できるということは，それが正しく使いこなせるように伝えられるということを同時に意味するのである．

　講義にロールプレイやディベートのような作業や活動を取り入れることの是非も，このような知の獲得にとって持つ意味から検討されなければならない．

「考える」とはどういうことか

　第2に，臨床の知は本当の意味で「考える」とはどういうことかを問題提起している．人が知識を発見し，また発見した知識を真実であると認めるのは経験を能動的に形成，あるいは統合することによってである．結局1つの問題が生ずるごとに，学生は1つひとつその解決を自分で考えなければならないのである．自分で考えたり悩んだりすること以外に，本当の意味で考えるということはあり得ない．教えると

いうことは，教師が示そうとしていることの意味を学生がつかもうとして努力する知的協力によって可能になる．この能動的形成，あるいは統合こそが，M. ポラニーが暗黙知とよんだ知識の成立にとって欠くことのできない力である．

「わかる」ということとは

　第3に，上記のことからつながって，わかるということが，教える＝学ぶという相互制約的な関係において学生の中に起こるという事実を教えてくれる．その意味で，講義と実習は本質的に同じ構造を持っているのである．このように，知るということは「教師と学生の協働作業」なのである．

持っているものを引き出す

　第4に，教育とは学習者がすでに持っているものを引き出す営みであるということの内実を具体的に示していることである．「われわれは語ることができるより，多くのことを知ることができる」のである[8]．実習の経験においては，学生は語られるよりもはるかに多くのこと，深いことを学んでいる可能性がある．なぜとっさに「手が出て」そのようなケアができたのか，子どもが苦手だと思っていた自分が病児を「抱きとる」ことができたのか，学生はそのわけを言葉で語ることができないかも知れない．教師や指導者は，こうした潜在的な能力を学生が持っていることを信頼し，学生自身がそのことを言葉で表現して確認できるように励ますのである．

　例えば，患者が話してくれないので，拒否されているのではないかと思い込んでいた学生が，長い時間ベッドサイドにいて患者の足をさすり患者はその行為に身をゆだねていた事実に，「あなたは立派に看護できていたんだ」と学生に事実を受け入れ，その意味づけを自分で行うよう援助するのである．

学習における個性化

　第5に学習における個性化の問題である．臨床実習は，患者という看護していく中で否応なしに患者一般ではない一人のかけがえのない存在を引き受け，個別的に看護を展開していく．それは同時に，学生が自己自身の欲求を吟味し，自分自身であることの根源的なあり方を問うことである．講義は臨床実習に比べると表面的には作業や活動が中心的な役割を演じてはいない．しかし講義において，自分で考え，仲間と関わり，思考や感情が動くということ，その中で知識や技術が

経験として定着するということがなければ，学習の個性化はありえないのである．

自分への信頼に向けて

　第6に最終的に教育されるものは，自分への信頼（＝自信）であるということである．自分は継続的に自らの概念的枠組みを豊かにし，活気づけるために新たな経験を同化していく能力を有した一個の人格であることへの信頼感といってもよい．このような，自分は未知の一連の事物に対してさえ，それを感性的・知性的にコントロールできるという感覚によって，それが何であるかをはっきりと言葉で記述できない事柄に出会うことを予想し，しかもそれらを首尾よく解釈するために適切に自分の予想の枠組みを改変する能力を自分は持っているという自分自身への信頼とが結びつけられるのだ．自信のある人は自分の考える力が自分で知っているよりずっと深く，またその主要な内容は後で精神に明らかされることがあることに信頼しているのである．

　臨床実習の場は経験したことの間に，より固定的な関係を確立するために包括の力（暗黙知）を用い，それによって結合を急激に豊かにしていく場である．「暗黙的な包括」と「一群の論理的操作」は車の両輪である．学生がこれまで蓄えてきた精神の内部での結合のレパートリーは，貧弱なものにすぎない．一群の論理的操作による固定化は，創造的な力の範囲を狭めはする．しかし意のままに用いることのできる新しい道具をもたらすことによって，創造的な力を拡大してくれる．教育の過程は，このような理解の力が行使されるべき重要な場面である．すなわち成長の途上にある学生は，自分が属している文化から引き渡される概念の枠組全体や，推論の規則のすべてを再創造するのである．

　臨床実習が，臨床の知の獲得に向けて組織することの講義のあり方について，何を示唆しているかをみてきた．一個の若い人格が看護の技術主体として，職能的にも，人間としても生涯にわたって成長することをどう援助するかという教育の視点で見るならば，講義と実習を新しい見通しの中で再構成しなければならない．それは大げさな言い方に聞こえるかもしれないが，看護教育の全体の枠組みの組替え（＝パラダイムシフト）を意味するであろう．
　看護臨床実習は学生が臨床の知としての看護を獲得していくための宝庫である．しかし，それは一歩間違うと複雑な人間関係の中でどのように身を処していったらよいのかといった「処世術」を学ぶ場にな

りさがる．われわれは学生の経験にしっかり焦点を合わせ，学生が自分自身で臨床の場における経験を意味づけ，自分自身の看護(ナーシングコンセプト)を形成していくのを励まし，支援していくべきなのである．

●引用・参考文献
1) 中村雄二郎：述語集—気になることば．岩波新書，岩波書店，1984．
2) 阿部美和子：『看護教育における「臨床知」の形成に関する一考察—看護臨床実習場面の参加観察を通して』，横浜国立大学教育学研究科平成10年度修士学位論文の事例．
3) F. ナイチンゲール著，薄井担子他訳，湯槇ます監修：ナイチンゲール著作集(第2版)．第2巻，病人の看護と健康を守る看護，現代社，1974．
4) 清水博：生命と場所—意味を創出する関係科学．NTT出版，1992．
5) 藤岡完治編：感性を育てる看護教育とニューカウンセリング．医学書院，1995．
6) 木村敏：心の病理を考える．岩波新書，岩波書店，1994．
7) ナーシングニューメディア研究室作成：看護アセスメント学習教材「ようこそ看護の世界へ—V 精神分裂症の患者」(ビデオ教材)，ナーシングニューメディア，1997．
8) M. ポラニー著，佐藤敬三訳，伊東俊太郎序：暗黙知の次元．紀伊国屋書店，1980．

第3部

臨床実習教育を
ワークする

村島さい子

中津川順子

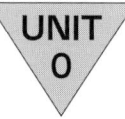

UNIT 0　実習指導の流れをつかむ

　一つの実習の開始から終了までの間に行われる教育活動をあげ，実習の構成や指導の流れをつかむ．実習生の学習や指導のプロセスを予測したり，教師と実習指導者がお互いに協力が必要な場面を確認する．

WORK 0-1　実習指導の流れの概略をイメージする

内容：実習中の教師の活動の流れをイメージし，書いてみる．
方法：実習前，実習中，実習後に分けて TRY の欄に書いてみる．
時間：20分
解説：日ごろの時間的流れの中で，何気なく行われている実習指導を全体として概観し，実習における構成要素や要素間の関連について明らかにする．

SAMPLE　実習指導の流れの概略

実習前の教師の活動	実習中の教師の活動	実習後の教師の活動
カリキュラム上の位置を確認する ⇩ 実習前のカンファレンスを開く ⇩ 実習生のレディネスを記述する ⇩ 実習環境を整える ⇩ 受け持ち患者を決める ⇩ 学習可能事項を書き出す ⇩ 受け持ち学生を決める ⇩ 実習予想展開図を描く ⇩ 実習指導案を作る ⇩	実習病棟でオリエンテーションを行う ［実習生と患者の出会い ⇔ 感じる・考える・表現する］⇒実習生の行動を観察する 看護場面の生成のプロセス 実習生と患者の関係 ⇧ 実習生の行動を分析し，捉えなおしをする ⇧ 実習生に教育的に関わる ← 指導方法の検討する 実習指導のプロセスを記録する ↓ 患者の印象や実習生が捉えた問題を話し合う ↓ 教育上の課題を認識する（実習生には学習課題） ↓ ・実習生が問題にしている場面の分析をする ・実習生と自分のずれを見る ↓	実習生の経験を調べる ⇩ 実習生の変化を記述する ⇩ 実習の目的目標の達成度を図る ⇩ 実習指導のプロセスをふり返る ● 学習者の思考や感情を明確にできたか ● 課題の発展ができたか． ● 指導計画は実習生の状況に合わせ変更できたか ● 教師の課題が明確になったか ⇩ 教授行動とその適切性 ● 実習生の知識，技能の習得に教育的な関わりができたか ● 実習環境の調整ができたか ● 経験の意味づけをする手助けができたか ● 自己の変化を確認する

TRY 実習指導の流れを3つの時期に分けて書いてみよう

実習前の教師の活動	実習中の教師の活動	実習後の教師の活動

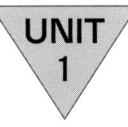

UNIT 1　実習生の立場から実習の意味を考える

　実習生を看護の実践者としてではなく，一人の学習者として捉える．実習生が個性豊かに学べる実習であるよう，自分自身の実習に対する姿勢を作る．

WORK 1-1　自分が看護の実習生だった時の体験を考える

内容：自分が実習生だった時の実習で，楽しかったこと，困ったこと，苦しかったこと，先生やナースの指導を受けてうれしかったこと，辛かったことなど思い起こす．
方法：TRY の欄に思いつくままに書いてみる．
時間：10 分
解説：看護師あるいは教師としての今の自分も，かつては実習生として看護を学んでいた．その頃の自分が何を悩み，何を大切にしていたのか思い出すことは，今目の前にいる実習生を理解するための手がかりになる．

SAMPLE　実習について思い出すこと

●**楽しかったこと**
- 小人数のグループだったので，先生が身近な存在に感じた．学生の思いや，やりたいケアなど病棟に伝わらない時，間に入って，実施できるように手配してくれた．
- 病棟での辛い体験（看護師さんからの厳しい対応，患者さんとの出来事）など，グループで愚痴を言い合えた．そして，『それは，先生に話したほうがいいよ』などと助言してもらえた．
- 夜間実習や外部実習の施設に泊まり込んでの実習など，変化に富んだ実習が楽しかったし，その中で，友情，信頼関係（学生，先生）を深めたりできる実習のグループダイナミックスが，よいほうへ向かうきっかけになったと感じる．

●**困ったこと**
- 看護師さんが毎日同じことを聞く．

●**指導でうれしかったこと**
- 先生が手を真っ赤にして，清拭のタオルを絞ってくれた時．
- K 師長さんからケアについての理解が得られた時．
- 自分の思いが伝わらない時，私に代わって，代弁してくれたり，ケアができるように手配してくれた．

●**指導で辛かったこと**
- 計画の文章化が難しかった．計画の発表で突っ込まれること．
- 自分の立てた計画を黙って看護師さんがやってしまっていた．看護師さんが一方的に自分の看護観を押しつけてきて，私の見方や，思い，ケアの根拠を知ろうとしてくれなかった．

●**どういう実習をしたかったか**
- 私の思いを大切に考えてくれる実習

TRY あなた自身の実習について思い出すこと

WORK 1-2 自分が経験した実習と今の看護のつながりを考える

内容：自分が実習生だった時の経験が，今の看護にどのようにつながっているかを考える．よい意味でも，悪い意味でも，今の看護に与えている影響を考えてみる．
方法：TRY の欄に思いつくままに書いてみる
時間：10 分程度
解説：実習の成果を実習中の出来事として短絡的にみるのではなく，看護師としての長い経験の中に位置づける．

SAMPLE　今のあなたの看護につながっていると思われること

> 学校でのデモンストレーションのように，実習でのケアは上手にいかず，実際に人に触れるということが，いかに重要なものかということから，人と関わる仕事である看護を実感した．机上での学びを1つひとつ実感することで，自分の看護観がある程度でき，今も，その看護観に色づけしていると思う．

TRY　今のあなたの看護につながっていると思われること

WORK 1-3　実習生にどんな実習を期待しているのか明らかにする

内容：WORK 1-2をふまえて，実習生にどのような実習をしてほしいと願っているのかを考える．

方法：TRYの欄に思いつくままに書いてみる．

時間：10分

解説：自分が学生だった時の実習で一番印象に残っている出来事を思い出してみると，どんな場面が思い浮かぶだろうか．患者さんのこと，看護師さんのこと，一緒に実習した仲間のこと，それとも教師のことだろうか，初めて目にする治療や医療機器のことか，医療や社会の仕組みのことだろうか，あるいは一生懸命勉強しているあなた自身の姿だろうか，その時のあなたの気持ちはどんなだっただろうか．実習生だった時の経験は，今のあなたの看護に影響しているだろうか．その後のあなたの看護につながっていると思えることはないだろうか．あなたが経験から何を学び，何を自分のものにしてきたか，そのプロセスをふり返ることは，実習生が経験から学ぶ意味を確かめることになるだろう．

SAMPLE　実習生にどのような実習をしてほしいと考えているか

- 実習生として自由に学んでほしい．
- 自分の課題を積極的に試みて，実践してほしい．
- 実習で獲得してほしいのは，看護観の深まりなので，より多くの気づきを得て，自分なりの看護観を深めてほしい．矛盾や葛藤を恐れないで，悩んでほしい．ナースや仲間，教師と大いにディスカッションしてほしい．

TRY　実習生にどのような実習をしてほしいと考えているか

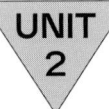

UNIT 2 実習生を把握する

　実習生を学習者として捉えるため，その実態を考える．効率的な指導方法を準備するためではなく，実習生の主体的な学びや成長を手助けするためのものである．実習生に対するいろいろな情報から，先入観を持ったり安易な決めつけをしないようにする．実習生を「自分の知らない，新しい可能性を持った人」として受け入れたい．

WORK 2-1　実習校の教育目的・目標を確認する

内容：実習にあたって実習校の教育目的・目標を確認する．
方法：実習校の教育要綱・実習要綱を読んで，目的・目標の中に示されている人間観や看護観をつかむ．また実習の目的や目標に含まれる，原理や概念を理解する．
時間：実習が開始されるまでに行う．
解説：学生がどのような能力の獲得をめざして教育されているのか，実習校の教育目的・目標と関連づけて実習を考える．学習者にとって何が学ばれることが期待されているのか，当該実習の位置づけや学習内容を把握する．

TRY　下の枠の中に書いてみる

実習校の教育理念	カリキュラム上の実習の位置づけ

WORK 2-2 この実習の目的・目標を認識する

内容：1．目的・目標を具体化してみる．
　　　2．実習全体のどの段階の実習であるか知る．
方法：実習担当教師と実習指導者が話し合って，お互いの認識を知る．
時間：20分
解説：実習教育が授業として成立するための条件から，この実習の目標を考えてみる．特に学習の継続性や指導の積み重ねが求められる点を把握する．

〔注〕経験型実習教育では，実習目的は行動目標として実習内容を規定するもの(トップダウン型)ではなく，実習生の関心に基づく直接的経験に看護的な意味付与を行うこと(ボトムアップ型)を重視する．そのため，ここで掲げた目的を1つの情報として捉え，指導はその時のその実習生を中心に行う．

TRY　この実習の目的・目標を書いてみる

WORK 2-3　実習生自身が課題と考えていることを明確にする

内容：実習に対する期待や不安，課題を意識化し，学生-教師・学生間で共有する．そのプロセスを通して学習への動機を高める．教師と実習指導者は実習生の実習に対する意識や課題を把握する．

方法：カンファレンス
1．実習に対する期待・不安・戸惑い・恐れなどを自由に出し合う．
2．教師は，お互いが感情を表出し，受け入れ，共有するのを援助する．
3．教師も自分の経験や指導への思いなどを率直に伝える．
4．事前にカンファレンスを持つ時間がない場合，表1の様式で記述させる．

時間：30〜40分のカンファレンス

解説：実習生にとっては，自分なりの課題を持って実習に臨むことの大切さを自覚したり，仲間と共有する中で他者との共通性や違いを確認し勇気づけられたり安心したり，自分の独自性を確認する場になる．また自分の受け持ち患者だけでなく，お互いの経験から学ぶための土壌づくりにもなる．また教師にとっては，教室とは違う学生の発見があるかもしれない．教師もチームの一員として意識的にグループダイナミクスを作っていく．私たち教師や指導者も，すでに学んだ者ではなく学び続ける存在としてあること，そして看護学は学び続けていく学問であるということを感じ取ってもらえるとよい．このカンファレンスは，実習生と教師の最初のカンファレンスであるため，実習生が萎縮したり，過度な緊張状態に陥ることなく，率直に自己を語れるような教育的な配慮が必要である．

表1　実習に対する期待や計画（学生用）

実習（　　）グループ　実習生氏名（　　　　）

1. この実習でしてみたいことは，どんなことですか．

2. 今度の実習についての，あなたなりの計画を立ててみよう．
　　計画を立てる時は，① あなたにとって，重要だと思う学習内容を明確にする．
　　　　　　　　　　② あなたの関心や興味を中心に据える．
　　　　　　　　　　③ 時間の制約も考慮する．

SAMPLE 表1を使った例

実習（3）グループ　　　実習生氏名（　R・T　）

1. この実習でしてみたいことは，どんなことですか．

> - 移動動作，体位変換を安全・安楽に行えるようになりたい．
> - 牽引，ギプス固定，体位の保持をしている患者の援助をしたい（安静度に制限のある患者に対して，清潔，排泄，食事，運動などの計画を立て，個別性を考えた方法での援助）．
> - 整形外科で行われる検査（脊髄造影，椎間板造影，関節鏡，MRI，骨シンチ，CT，X-P）などの見学をしてみたい．
> - 長期入院となることが多い患者の社会的，心理的変化について考えてみたい．
> - リハビリなどの計画も立ててみたい．

2. 今度の実習についての，あなたなりの計画を立ててみよう．
　　計画を立てる時は，① あなたにとって，重要だと思う学習内容を明確にする．
　　　　　　　　　　② あなたの関心や興味を中心に据える．
　　　　　　　　　　③ 時間の制約も考慮する．

> - **事前学習**・疾患の理解を解剖学的，生理学的に行う．
>   　　　　　・他の疾患との関係や随伴症状も考えていく．
>   　　　　　・必要な検査，処置，体位の保持．
>   　　　　　・障害者となった場合，どのような医療の補助が受けられ，福祉ではどういう処置が行われるか．
> - **看護計画**・情報収集，分析を初期に行い，看護計画を立てたら指導者にみていただき，具体的に，援助が行えるようにしたい．この時に，他の看護師の持つ看護技術も習得するようにしたい．
> - **看護技術**・指導者の行為を見学し，次回からは自分で行うのを確認してもらい，指導を受けたい．
> - **社会的，心理的変化**・患者と家族との交流をみたり，一緒にお話ししてみたい．一人の患者だけでなく，たくさんの方と交流が持てるようにしたい．

WORK 2-4　実習生のレディネスを記述する

内容：カンファレンスや教室での様子から，実習生のレディネスをさまざまな角度から整理し表にまとめてみる．

方法：TRY の枠に従って，教師が捉えた実習生一人ひとりの実態を書き出す．
1. 実習生の学習スタイルや実習への動機を知り，その実習生に合った教育条件を考える．
2. 実習生自身の表現や認識を否定しない．事実に即して書く．
3. 実習生が授業や生活体験の中で貯えた看護に対する資源に目を向ける．
4. レディネスとして SAMPLE のような点も把握しておきたい．

時間：実習生1人につき20分

解説：知識や技術に目がいきがちだが，看護に対して，すでに持っている思い・考えや看護者としての資質に焦点を当てて，それをどのように育て伸ばしたらよいのかという学習上のプラスの面に目を向ける．これがない，あれができない，消極的であるなどの学習上のマイナス面をあげる時には，関連することから，問題について，その背景，条件についても明らかにするように努める．

SAMPLE　実習生の実態を記述する

実習生氏名	関心，興味，意欲	対人関係，表現力	既習の実習領域	実習に対する意識・期待，実習生が意識している課題
S実習生	患者との出会いによって得られる人間関係やその人が生きる上での信条や人生観に触れ，他者の人生に興味を持つようになった．父親が胃癌の手術をしているので，手術療法を受ける患者の看護に対する関心が高い．	グループメンバーの緊張感を緩和する役割を果たしている．小さな事象にも感激でき，思いがあふれ感情が豊かである．しかし，真実が曖昧になることもある．初対面の人には緊張し，話せない．	1年次 基礎看護実習－3日間 2年次 成人・老人実習－4週間 母性看護実習－3週間	学習にムラがあり，好きな学習は徹底的に行い，嫌いな学習は後回しにする傾向がある．自分を受け入れてくれたことがわかると積極的になれるが，それまでは慎重に，私的なことも話さず形式的である．自分の好き嫌いや感情中心に学習を進めていくことについて学生と話し合った結果，「自分の直面した問題に対し，感情的な処理が優先していないか吟味し，専門的な判断を学習していくこと」を今回の課題にした．
F実習生	疾患への興味，それも珍しい病気に関心が高い．また検査や処置の見学の希望も多い．知識が増えたり，何かできるようになることへの努力は惜しまない．	学習上必要であれば，ナース，医師，誰にでも質問ができる．専門用語を使って記述できる．患者の学生に対する印象は薄い．	同上	「疾患中心」という評価を前の実習で受けたことに対するこだわりがある．今までの実習記録を見直し，教科書や参考書に頼るところが多く，患者を本と比較していたことに気づいた．今回の実習では「できるだけ沢山の患者個人のデータを持てるように患者さんと接していく」ことを課題にした．

UNIT-2 ▶ 実習生を把握する

TRY　枠の中に実習生ごとに書いてみる

実習生氏名	関心,興味,意欲	対人関係,表現力	既習の実習領域	実習に対する意識・期待,実習生が意識している課題

UNIT 3 実習指導の方向をつかむ

教師，指導者として取り組みたいことや，ねがいと実習の目標との関係を調べる．そして実習生の特性や，実習条件などから実習指導の時期や方法を考える．

WORK 3-1　実習指導に対する教師としてのねがいを明確にする

内容：実習指導の中であなた自身が取り組んでみたいこと，自分の変化について期待していることなど，あなたの実習指導に対するねがいを明らかにする．

方法：1．自分が関わっている場面のイメージを1枚の図に表してみる．
　　　2．この実習で伝えたいこと，大切にしたいことも図の中に書き込んでみる．
　　　3．実習生はそこでどのような経験をするか考える．
　　　4．自分自身が実習指導の教師として，実習をどのような経験の場にしたいのか考える．

時間：20分

解説：1．実習へのねがいや期待は，教師の一方的なものではなく，教師の側と実習生の側の両面から捉える．
　　　2．実習の場を教師自身にとって成長の場と考える．
　　　　実習生に関わる教師や看護師一人ひとりが，それぞれキャリアや持ち味で取り組みたいことをあげてみるとよい．看護チームの中で，これがオープンになっていれば，お互いの気づきや学びのチャンスがふえるだろう．

SAMPLE 実習指導の場の私（イメージ）

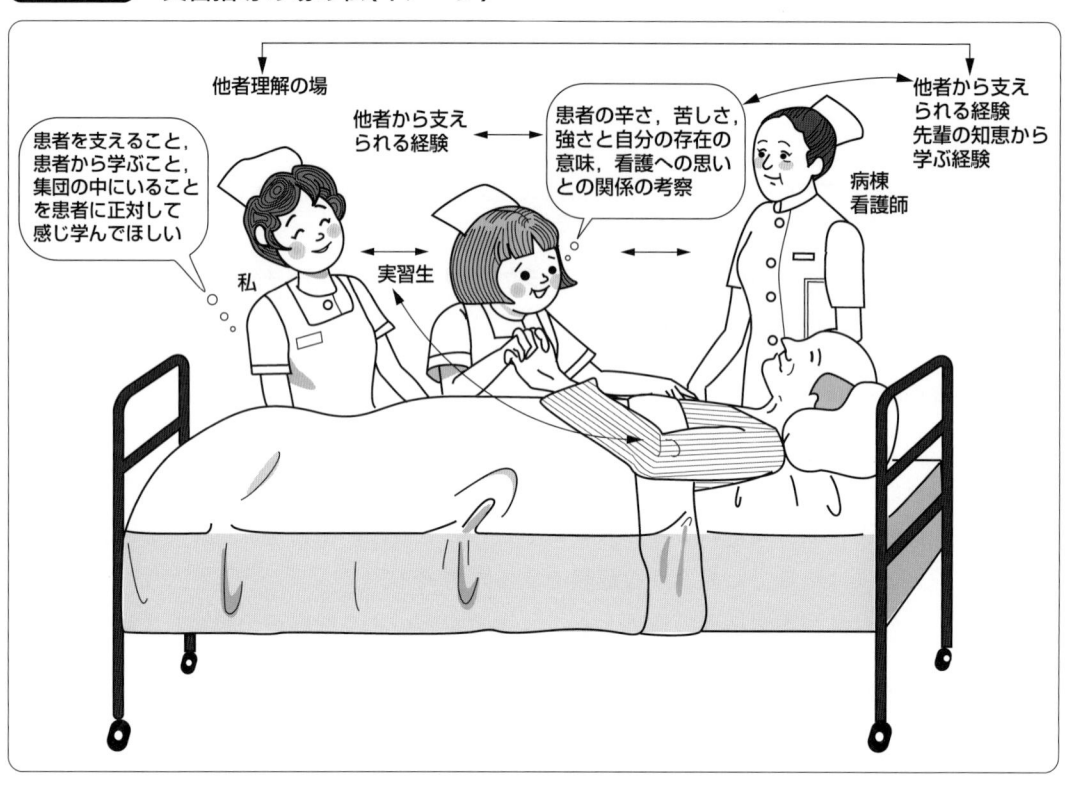

- 他者理解の場
- 他者から支えられる経験
- 患者の辛さ，苦しさ，強さと自分の存在の意味，看護への思いとの関係の考察
- 他者から支えられる経験／先輩の知恵から学ぶ経験

患者を支えること，患者から学ぶこと，集団の中にいることを患者に正対して感じ学んでほしい

私　実習生　病棟看護師

TRY 実習指導の場の私をイメージしてみる

第3部　臨床実習教育をワークする

WORK 3-2　自分自身の指導観・看護観を確認する

内容：実習指導に当たって，自分自身の指導観，看護観を確認する．
方法：1．自分が看護する時，一番大切にしていることを書く．
　　　　2．自分が教える時，一番大切にしていることを書く．
時間：20分
観点：指導観や看護観は実習指導者としての教育的関わりの基本方針につながるため，実習をどのように展開していこうとしているのかの見通しを持つことになる．

TRY　自分が看護に対して，一番大切にしていること

TRY　自分が教える時，一番大切にしていること

UNIT-3▶実習指導の方向をつかむ

WORK 3-3　実習指導の目標を明確にする

内容：実習を通してどのような学力を育成したいか，指導目標を設定する．
方法：1．実習指導の目標を設定する．継続的に実践が可能なもので，評価の基準になるように設定する．
　　　2．第1部を読み，どのような看護を学んでほしいと思っているか，自分の考えを明らかにする．
時間：20分
解説：1．実習指導は多くの人の協働作業であるから，他の人の意見も聞き，それを反映させる．
　　　2．実習生が最も援助を必要とすると思われるところや，教師として最も指導が難しいと思われる場面や関わりはどこですか．
　　　3．実習生の立場から目標を分析し，指導方法が考えられているか．
　　　4．実習生の実態を考えて，重点的に関わる部分を指導者と教師は共通認識する．

TRY　どのような力を育てたいかを明らかにし，指導の目標として設定する

育成したい学力	この実習における指導目標

WORK 3-4 実習指導に当たって予想される困難なことを明確にする

内容：それぞれの実習生が，最も援助を必要とすると思われるところや，教師として指導が難しいと思われる場面，およびそこでのあなたの関わりを予想してみる．

方法：
1. 予想される困難点を列挙する．
2. そのうち，ぜひとも実習生と一緒に克服したい困難なことを焦点化する．
3. なぜその困難点を克服することが必要であると考えるのか，理由を明らかにする．

時間：15分

解説：実習生の実態を考慮して，最も援助を必要とすると思われることに限定する．

SAMPLE

予想される困難なこと	困難である理由および実習生にとっての意味
さまざまな参考文献をみても，その患者についての答え（必要な看護のすべて）がない．	言葉は知っていても，どんなことなのか，患者の体内の変化が実感できない．分かろうとすると，どんどん勉強する範囲が広がって，学習する前に困難感が大きくなる．自分は一生懸命していても，患者はよくならない（回復しない）ことや，病棟看護師や教員，患者にも伝わらない． 　看護という場においては，自分の努力が自分の世界で完結せず，他者との関係や自然の力の中で意味を持つ．このことは今後，学生にとって大きな視座の転換を迫られることだと思う．利他的視点や変化の中で，物事を捉えるということは，一面，無力感や孤独感を味わうことにもなる．実習で起こることに関心を寄せられなくなると，自分以外，他の教師や病棟看護師の意思に従って動くことで，その場をしのぐようになってしまう．そのため，させられ体験や辛さを増し，自ら行ったことに意味を見出せなくなるのではないか．

TRY　予想される困難なことをあげてみる

予想される困難なこと	困難である理由および実習生にとっての意味

UNIT-3 ▶ 実習指導の方向をつかむ

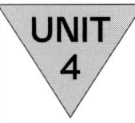

UNIT 4 実習場の教育環境を整える

　実習がスムーズに行えるように，物的・人的環境について把握し，実習指導者とともに問題点を話し合い，改善していく．

WORK 4-1　実習生が病棟に入ることの影響を考える

内容：実習生が病棟に入ることによってもたらされる変化には，どんなことがあるか，できるだけあげてみる．

方法：スタッフナース，指導者，師長，教師それぞれの立場で考え，TRYの欄に自分の立場で書いてみる．

　　　たとえば，以下のような内容が考えられる．
　　1．自分の日常業務の流れの変化．
　　2．看護問題への対処の仕方．
　　3．カンファレンスやミーティングの持ち方．
　　4．患者さん自身はどう思うだろうか．
　　5．空間的，物的，人的環境にどんな影響があるか．
　　6．書きながら自分の中に起きる感情についても書き出す．

時間：10分

解説：1．実習生の中にある看護の力を引き出し，活用していくことも看護のリーダーシップであり，チーム医療の中で実習生の位置づけを考える．
　　　2．単に実習場所を提供するだけでなく，自分との関係でとらえてみる．

　　患者を尊重する気持ちと同じように，実習生を尊重する素地が病棟の中に感じられるだろうか．また自分自身はどうだろうか．尊重されていると感じられるだろうか．実習生をうとましく思ったことはないだろうか．

　　自分にとっては日常繰り返される出来事も，実習生にとってはすべてが初めての経験である．同じ時，同じ場面に居合わせた実習生が何を見て，何を考えていたかを知ることは，自分の経験していることをふり返るよい機会になる．実習生の学習プロセスに意識的に関わることで，自分自身の新しい感じ方，考え方に気づくかもしれない．この変化が，看護をもっと豊かなものに変えていく力になるだろう．

　　実習生が病棟に来ることを，スタッフは必ずしも肯定的とは限らない．効率や経済性などマイナスの面もあるかもしれない．にもかかわらず，実習生が来ることを待ち望んでいる気持ちもある．それはなぜだろう．

TRY それぞれの立場で考えたことを書く

スタッフナース	実習指導者	婦　長	教　師

WORK 4-2　実習生を迎えるために病棟の教育環境を整える

内容：実習生を迎えるために，実習施設の概要，病棟の運営基準と看護方針，実習に対する方針を書く．

方法：臨床指導者は TRY の欄に自分の病棟について記入してみる．
　　　　教師は，研修を通じ把握したことを記入する．

時間：20分

解説：1．臨床実習指導者と教師は認識内容を共有する．
　　　　2．教師は，初めての実習場では事前に研修し，チームの中から教育環境を捉えてみる．お互いの制約を了解し合い，協力して実習指導を行える関係作りを心がける．また，教師は研修を通じ，自分自身の看護を表現したり，医療チームについての理解を広げる．実習が始まれば，教師も実習生の環境の一部であり，教師は教育者としてばかりでなく，看護の実践者として実習上のスタッフに認知してもらう．

SAMPLE

実習施設の概要 ・病院の理念，方針 ・看護部の理念，方針	病棟の運営基準と看護方針 （体制，スタッフ構成など）	実習に対する方針
●病院の職員用資料，病院案内などで，設立目的，理念，医療概要，設備組織図，職員構成などを把握（資料は総務部よりもらう）． ●看護部概要という資料から，看護部の役割，理念，目的，業務指針を把握（看護部より資料をもらう）．	●固定受け持ちチームナーシング3交替勤務 ●師長1，主任1，スタッフ15（経験1〜8年）ナースエイド3名（クラーク業務兼務） ●診療科と内容： 　脳外科―予定手術が主で緊急手術はない 　耳鼻科―悪性疾患が多い 　眼科―白内障手術患者対象 ●認知，感覚過程の障害によるニーズが高く，コミュニケーション，生活の援助，リハビリテーションが周手術期の中心的看護になる．また，喪失体験を伴う患者や家族の問題が，よく議論され，ていねいな看護が行われている． ●混合病棟であり，病棟運営は師長がしている．	●患者にプラスになるケアを指導する． ●実習指導者は3名だが，病棟全体で関わる．特に，指導の一貫性に留意する． ●学生として学びにきていることを尊重する． ●学生が，自由に学べる教育環境を提供できるように努める． ●学校との連携を大切にする．
看護部の今年度目標		**病棟の今年度目標**
1．安全でかつ効果的な，看護を提供する． 2．心豊かに明るくより良い人間関係を作る 3．各職場勉強会を計画的に行いましよう．		1．カンファレンスの充実． 2．相手の立場に立って考える． 3．研修会に参加し，自己啓発に努める．

TRY 枠の中に自分の病棟について記入する

実習施設の概要 ・病院の理念，方針 ・看護部の理念，方針	病棟の運営基準と看護方針 （体制，スタッフ構成など）	実習に対する方針
看護部の今年度目標		
		病棟の今年度目標

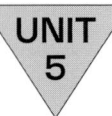

UNIT 5　受け持ち患者を決める

　いろいろな方法で，受け持ち患者が決められる．ここでは，学生が話し合いによって決定する方法をとる．興味や関心，学習の進度，患者への看護の質の保証等を考慮して決めるように配慮する．

WORK 5-1　実習生（学生）の希望を聞く

内容：どんな患者を受け持ちたいか，学生の希望を聞く．
方法：グループになって，一人ひとりどんな患者を受け持ちたいか，自分の希望を述べる．
時間：20分
解説：1．学生が希望する根拠を注意して聞く．また，発表の際の表情や動作も観察する．
　　　2．他の学生がどのように聞いているか，合わせて観察する．

SAMPLE

学生氏名	希望する理由	メ　モ
S	コミュニケーションがスムーズにとれる患者だけでなく，とれない患者に対する援助を考えてみたい．	やってみたいという学生の気持ちを尊重しよう．
H	疾患と患者の人柄に興味がある．術前なので検査の見学もしたい．経過に合った看護を展開していきたい．新しいこと，未経験のことを学習したい．	相変わらず疾患中心？ 自分中心の看護が変わるか？
M	手術過程を通して，その人の今までの辛さや術後の変化について学びたい．	既習事項を大切にし，それを拡大．
K	今までの実習で見えた自己の課題がクリアできるように学習したい．	課題に取り組む期待が感じられる．
O	大きな手術を受ける患者の気持ちや家族のことを考えたい．病態について学習したい．	病態の理解にはかなりのサポートが必要．

TRY 学生の希望と指導者のコメントを書く

学生氏名	希望する理由	メ　モ

WORK 5-2　病棟管理者と話し合い，対象患者のリストを作成する

内容：WORK 5-1 をもとに病棟の管理者と話し合い，対象患者をリストアップする（実習生の人数より 2～3 名多く）．
方法：1．実習期間中に，できれば退院にならない患者リストを作成する．患者リストには年齢，性，機能障害，入院の目的，医学的診断，これからの治療計画，主なケアニーズなどを記入する．
　　　2．患者のケアニーズと実習生の学習内容の対応関係を明らかにする．
時間：実習が開始される 3～4 日前には終了する．
解説：1．実習期間中の指導体制，業務の状態，医療上の制約などを，総合的に判断する．
　　　2．教育環境や，患者の状態によっては，教師が受け持ち患者を決める場合もある．

TRY　患者情報リストを作成する

受け持ち患者情報（実習生氏名　　　）	受け持ち患者情報（実習生氏名　　　）
患者名　　　　　　　年齢　　性別	患者名　　　　　　　年齢　　性別
健康の段階	健康の段階
障害部位・機能	障害部位・機能
医学的診断	医学的診断
入院目的	入院目的
治療計画	治療計画
主なケアニーズ	主なケアニーズ

WORK 5-3　患者への説明を行い，了解を得る

内容：リストアップした患者に対し，実習教育の目的，実習計画を説明する．
方法：1．教師か病棟の管理者が，一人ひとりの患者とその家族に対して説明し，承諾を得る．
　　　2．承諾を得る場面で患者の看護に対する希望を聞いたり，実習に対する要望を聞く．
時間：適宜
解説：1．教師も患者との信頼関係を築いていく．
　　　2．患者や家族が「看護学生」「実習」について持っているイメージを知る．誤解や否定的イメージが感じられれば，なぜなのか話し合ってみる．
　　　3．実習生がこの患者と関わることで，どのような成長が期待できるか考える．

TRY　説明時の患者や家族の反応，実習生に対する要望などを書く

WORK 5-4 実習生（学生）に受け持ち患者を決めさせる

内容：患者リストに基づき，学生に受け持ち患者を決めさせる．
方法：1．学生に患者リストを渡し，学生は話し合いによって希望する患者を選ぶ．
　　　2．教師も話し合いに参加し，自由に意見が述べられるような雰囲気を保証する．
　　　3．必要に応じて追加情報を提示する．
　　　4．教師は，学生が自分の実習の課題と受け持ち患者の選択を結びつけているかを確認する．
　　　5．先の患者リストに担当学生名を記入する．
　　　6．患者に会ってから決めたい学生には紹介する．
時間：20分
解説：1．学生の興味，関心，希望などをできるだけ尊重する．
　　　2．レディネスや課題との関連で適切な患者を選択できるように援助する．
　　　3．グループの話し合いや決定のプロセスをよく観察する．
　　　4．自分で決めたことで，自分の実習に対する責任感，主体感が期待できる．

TRY　話し合いのプロセスで印象に残ったこと，気になったことを記録する

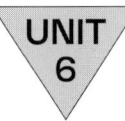

UNIT 6　実習生の課題を把握する

　実習の予想展開図を描き，この学習過程の中で，どのようなことが経験されるか考える．また実習生と課題の出会いを予測し，指導方略を立てる．この展開図は教師，指導者，実習生で，実習終了時の評価まで活用していく．

WORK 6-1　教師と実習指導者が協力して，実習の展開を予測する

内容：一人ひとりの実習生について，受け持ち患者，実習生のレディネス，実習場の条件，この実習生にとってどんな実習経験がされるか，教師と実習指導者が協力して予測してみる．

方法：1．受け持ち患者の持っている医療ニーズと，今後の回復の過程についての見通しを持つ．
　　　　2．実習生が直面することが予想される問題をあげてみる．
　　　　3．2．の問題は，実習生が最初にあげていた課題や期待とどのように関係しているかを検討する．
　　　　4．上記の点をふまえて，教師としての指導上の問題をあげてみる．
　　　　5．実習生の学習可能内容をできるだけあげてみる．
　　　　6．予想される困難と対処の方法を考える．

時間：20分

解説：1．疾病に焦点化しないで，あくまでも看護教育としての展開を予測する（疾病に焦点を当てた看護行為を期待するのではなく，学習者として「何が看護か」を経験することを大切にする）．
　　　　2．なぜ問題なのか，なぜそのように対処するのか，根拠を明らかにする．
　　　　3．行動の始発は実習生に委ね，実習生のペースで，学習が展開していくように「待つ」ことを大切にする．
　　　　4．実習生が「自分の看護をしている」という実感を持てるように，その実習生らしい個性的な学習を認める．

SAMPLE 実習予想展開図

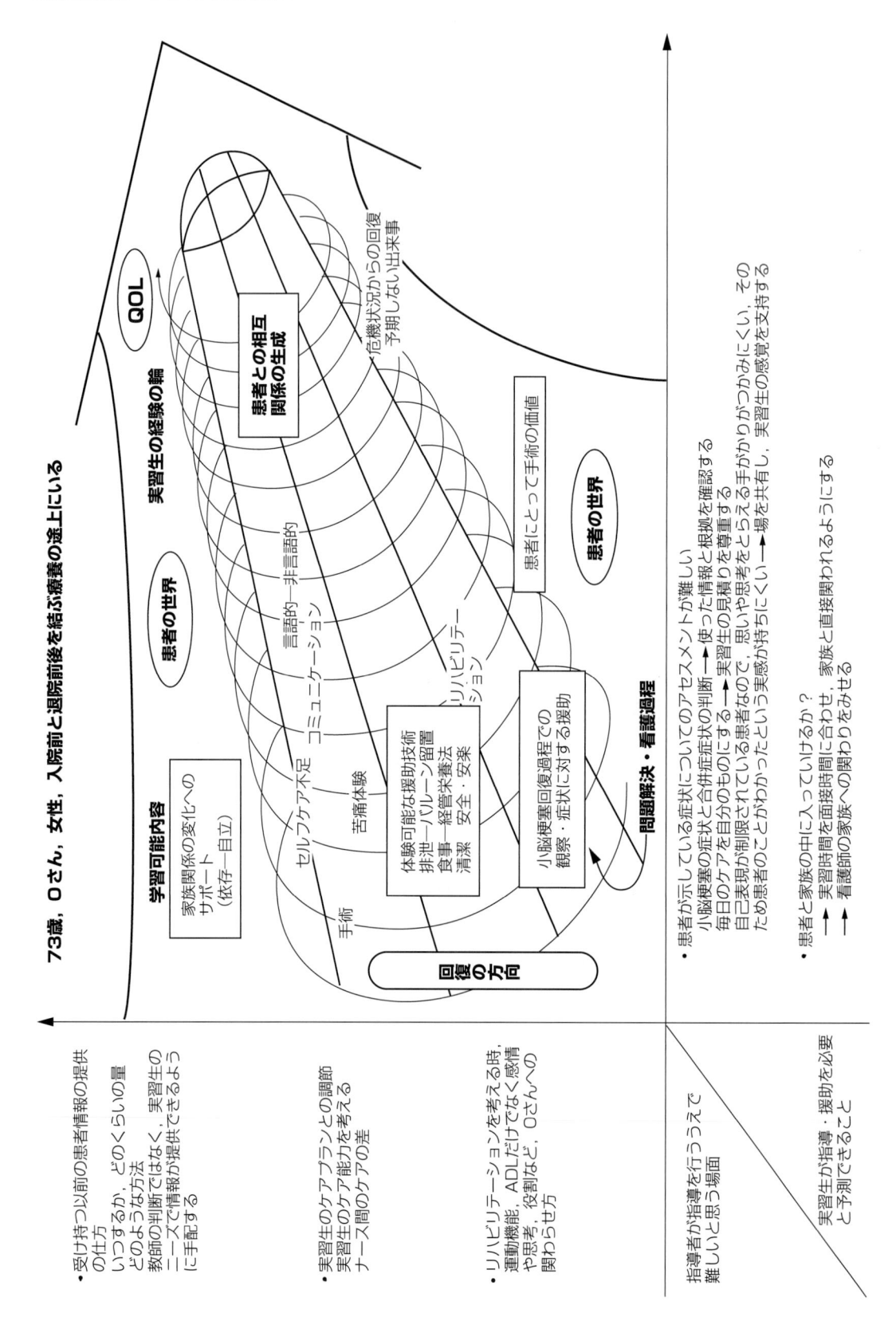

73歳，Oさん，女性，入院前と退院前後を結ぶ療養の途上にいる

学習可能内容
- 家族関係の変化へのサポート（依存→自立）

実習生の経験の輪

患者の世界

QOL

患者との相互関係の生成

危機状況からの回復
予期しない出来事

言語的—非言語的
コミュニケーション

苦痛体験
セルフケア不足

体験可能な援助技術
排泄―バルーン留置
食事　経管栄養法
清潔　安全・安楽

リハビリテーション

患者の世界

患者にとって手術の価値

手術

小脳梗塞回復過程での
観察・症状に対する援助

回復の方向

問題解決・看護過程

- 受け持つ以前の患者情報の提供の仕方
  いつするか，どのくらいの量
  どのような方法
  教師の判断ではなく，実習生のニーズで情報が提供できるように手配する

- 実習生のケアプランとの調節
  実習生のケア能力を考える
  ナース間のケアの差

- リハビリテーションを考える時，運動機能，ADLだけでなく感情や思考，役割など，Oさんへの関わらせ方

- 患者が示している症状についてのアセスメントが難しい
  小脳梗塞の症状と合併症状の判断→使った情報と根拠を確認する
  毎日のケアを自分のものにする→実習生の見積りを尊重する
  自己表現が制限されている患者なので，思いや感情をとらえる手がかりがつかみにくい，そのため患者のことがわかりにくいという実感が持ちにくい→場を共有し，実習生の感覚を支持する

- 患者と家族の中に入っていけるか？
  実習時間を面接時間に合わせ，家族と直接関われるようにする
  →看護師の家族への関わりをみせる

- 指導者が指導を行ううえで難しいと思う場面

- 実習生が指導・援助を必要と予測できること

表1 実習予想展開図のサンプル

	患者の世界						重要場面	学習可能内容	実習生の行動予測	教師の関わり
	家族との別れ 役割の変化 癌に対する予期的心配	新しい環境 患者という役割 悲嘆 告知 転移の脅威	疾病の受容 予期的事象への準備 自己概念の動揺 関係性の変化への恐れ	手術	苦痛体験 セルフケアレベルの変化 適応（代償）	自己像の変化 リハビリテーション （可動性） ボディイメージ	役割の再開 自己の確認 セルフケア 新しい保健行動 （成長）			
	実習生との最初の出会い	インフォームドコンセント	術前オリエンテーション	手術室	手術後1日目の援助場面		退院時指導			
	家族との関わり 家庭内役割 喪失に伴う感情 悲嘆のプロセス 保健行動と健康観 疾病の理解と看護の原則	患者の自己決定 疾病の受容プロセス 術前のアセスメント 術前オリエンテーション 術前の一連の看護	手術患者への看護の機能 生命への侵襲とケア ——前与薬〜術後ベッドの作成 〜術後の観察とケア〜治療処置時のケア	看護チームへの看護の継続場面 （情報の共有化）	手術による苦痛 基本的ニーズのケア 治癒過程の変化 心理過程の変化	ボディイメージ 容姿と文化 上肢の機能訓練 回復意欲	家族の成熟 自己診断法 早期発見のシステム 退院指導 リハビリについての患者の言動表情			
	患者が癌であることを知っていることやロにしたことが気になる。 手術に対する患者の気持ちを聞きたいが躊躇している。 手術方法がいろいろあることを再学習する。 告知の場面に看護師と同席する。 現実の厳しさに直面し動揺、悲しんでいる。	患者の不安な気持ちに同調しがちだが、客観的に患者を理解しようとしている。 患者と共通の目的を持とうとする。	手術が終了し、患者と積極的に関わろうとする。 自分が行ったケアがどうだったか言葉を一生懸命聞ける。 患者が手術について語る言葉を一生懸命聞ける。	毎日のケアやリハビリに習熟する。 改めて患者の健康観や価値観について考える。						
	実習生自身が目にしたことや口にしたことを大事にする。 実習生の感情に巻き込まれたり、混乱していないかを観察する。 実習生と、患者が今後どんな問題に直面するのか話し合い、それをどう乗り越えてほしいかを実習生に考えさせる。 患者の回復に対し、実習生としてのねがいを意識化させる。	患者とのコミュニケーションの持ち方を見る。 患者の不安から逃げずに関わるよう励ます。 手術前の学習課題を整理し、実習生が実施可能なことをアドバイスする。 （患者にとっての学習の意味を考えさせる）				実習の開始時と、癌や告知に対する実習生自身の考えの変化を聞き、どのようなことが関係しているかを考えさせる。 患者の立場でこの手術の価値を考えると、どんなことが考えられるかを話し合う。				

TRY 下の実習予想展開図の枠組みを使って描いてみる

実習予想展開図の描き方
① 患者の期待される回復過程を書く
② 中心となる看護活動の柱を決める（その学校が使う理論や看護方針）
③ 学習可能内容を書く
④ 重要と思う場面をあげる
⑤ 学習の順序性を考える
⑥ ねがいや目標と照合する

QOL

実習生の経験の輪

患者の世界

学習可能内容

患者の世界

問題解決・看護過程

回復の方向

- 実習生のレディネスや実習課題など実習生が受け持つ患者に持ったねがい
- 自分で認識している学習課題など、実習生としての患者の関わりで、関連あると思われることを記入する。（実習生自身で記入してもよい）

教師のことがら
実習生のことがら

- 教師のねがい
- 実習の目標
- 教科内容
- 指導の難しいところ

など意識しておきたいことを記入する

102　第3部　臨床実習教育をワークする

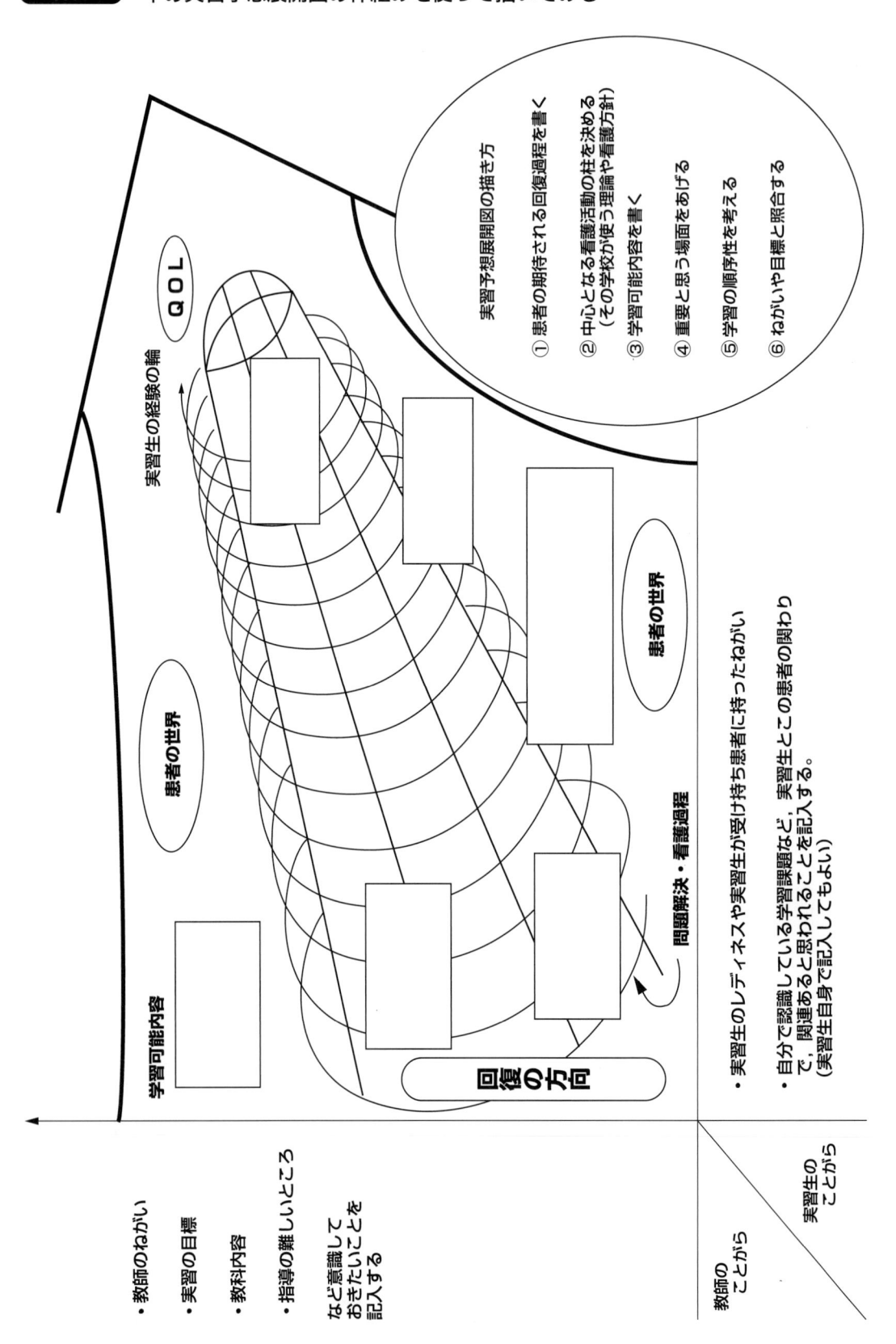

WORK 6-2　実習生の課題を明確化する

内容：実習中の実習生の問題意識やニーズの変容を受け入れ，それを共有する．実習生が自分の課題やニーズの変化を意識化し，言語化できる場を提供する．

方法：場面や時期に応じて，いろいろな方法が考えられる．たとえば，以下のような方法をとることもできる．

1. 実習生に「今，あの患者さんを受け持ってみて，してみたいことは何ですか」と問い，自由に考えさせる．
2. 質問する．「あなたの予測と実際がずれていたのはどんなことですか．それはなぜずれたのでしょう．よいことでも，悪いことでもできるだけ思い起こしてください」
3. グループワークの場を実習生が作るように働きかける．
「それぞれ自分の受け持ち患者さんのことで，グループメンバーに問題提起して，意見をもらいましょう」
4. 実習生と一緒にケアをしてみる．ケアを実施していくうえの問題と学習上の問題を整理する．
5. 実習場面を再構成してみるように提案する．また，ロールプレイで患者との関わりの場面を再現してみる．
6. 実習生の再構成，実習記録などを読んで分析する．実習生の行動をすべて肯定，すべて否定してみる．どんな感情が湧いたか，どんな点が苦しかったか，不自然だったか，自分自身に問う．

時間：20分

解説：
1. 実習生のニーズを共有することを大切にする．
2. 実習生自身が「気づき」を得て，課題化できることを大切にする．
3. 教師の解釈や判断を優先させない．
4. 場を共有していた人（看護師，教師，他の実習生）が，一緒にふり返り，手がかりを出せば，より客観的にその場を想起できるであろう．
5. 実習生の課題が，実習生にとってなぜ問題なのか明確にする．

SAMPLE　実習生の課題を把握する

実習生の課題を把握するための教師の活動	実習生への働きかけ
●実習前・中・後と継時的に学生が自己認識している到達すべき学習内容と，学習したい内容を知る． ●質の異なるいくつかのケアを一緒に行う． ●実習記録を見ること，それを材料に学生が感じたこと考えたことを追ってみる． ●カンファレンスでの確認．	●実習生自身が行っていることを整理して伝える．新たな課題が言語化できるよう助ける． ●意識にのぼっていない時，この実習では「〜についても学習できる」といった学習可能内容を伝える．

TRY　実習生の課題を把握する

実習生の課題を把握するための教師の活動	実習生への働きかけ

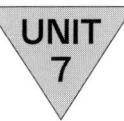

UNIT 7 実習場面の教材化を図る

　実習の中で，大切だと感じた場面を取り出し，実習生の意識，その場面に含まれている指導可能な内容，予測される学習の展開を考え，実習生の経験に即して教材化を図ってみる．WORK は指導上の優先順位が高いと思うものから始める．第 1 部をもう一度読んでみよう．

WORK 7-1　実習場面の教材化を行う

内容：実習生が経験していることを題材に，その経験がより有意味な看護の経験に発展するようにする．

方法：実習生が気になったり，困ったり，問題にしている場面を実習生の立場から捉え，指導の関わりの方針を考える．
　1．実習生の経験と患者の経験を推測する．
　2．1．の経験からどのような看護を学ぶことが可能であるか考える．
　3．上記 1．2．をふまえて，教師・指導者の関わりの方針を考える．
　〔注〕実際に起こった出来事だけでなく，指導をするうえで困難であろうと予測できる場面を設定し，TRY の欄に記入してもよい．

時間：30 分

解説：実習の場は人や物が複雑に絡み合いながら流動的に変化する場であって，その複雑な状況の中で実習生は「看護」を感じ，考えることになる．このような状況で実習生が「看護を経験から学ぶ」を援助する．教材化の過程では「実習生の経験」は，実習生の立場になり，考えていくことが重要となる．

🔲 **SAMPLE**

場面	実習生が経験していること
実習生 A が，73 歳の肺気腫で今回肺炎を起こした女性 O さんを受け持って 4 日目のことである．1 l/min の酸素療法を受けており，今朝の血液ガスは，PaO_2 60 mmHg，$PaCO_2$ 50 mmHg であった．安静時の呼吸困難は消失しているが，労作に伴い軽度の呼吸困難が生じている． 昨日までほとんど経口摂取ができなかったが，本日昼より食事が摂れるようになった．20 分かけて食事をした後の場面である． 実習生 A は，気道の清浄化が必要だと考え，含嗽を勧めたが，O さんは「食事をして疲れたから今は休みたい．歯磨きは後にしてほしい」と言われ，オーバーテーブルに伏せてしまった．そこで A は退室し，指導者に「ケアが実施できなかった，O さんは自分のことを信用していないのではないか」と報告してきた．	●必要だと考えたケアに患者が参加しないことへの困惑． ●患者は自分のことを受け入れてないのではないか，負担をかけているのではないか． ●清潔の必要性と患者の思いのずれに，どのように対応すればいいのかといった疑問． ●清潔にしてから休めば，より爽快な休息になると思うが，それを患者に提案できないもどかしさ． ●自分が考えたケアは，患者に適していないのか，自分は患者のことを理解できていないのかといった自分のアセスメント・プランニングの力に対する評価．
患者が経験していること	学習可能内容
●食事行動に伴う疲労感があるのに，実習生から口腔ケアを勧められ，「なぜ今なのか？」といった憤り． ●実習生がケアに参加することで，生活が変化するのではないかという不安	●患者の状況に応じたケアの修正の必要性 ●呼吸状態のアセスメントとケアの選択 ●慢性疾患患者の生活の特性とその再構築への関わり ●患者-看護師関係の評価と修復 ●患者の生活習慣をケア内容にどのように活かすか ●個々に応じた患者指導の実際
関わりの方針・方法	
●A がこの状況で感じたことや考えたことを聞く． ●患者に受け入れられていないのではないか，O さんのためにと思いケアを考えたのに，参加してもらえなかったと感じている A の辛い気持ちを受け止める． ●発問をしながら，実習生が患者との関わりで観たことや聞いたことの意味をともに考える． ●必要に応じて指導者の考えを伝える． 　（例：食事行動が呼吸に与えた影響・実習生の関わりを患者がどのように受け止めたか）． ●清潔と症状の安定をどのように共存させるか． ●実習生がこれからどのようにしたいか確認する． ●今後ケアや患者に関わることに自信を失っているようなら，援助をすることを伝える．	

TRY 枠の中に記入する

場面	実習生が経験していること

患者が経験していること	学習可能内容

関わりの方針・方法

WORK 7-2 実習記録を読み，教材化を図る

内容：実習記録を読み，実習生の経験をふり返り，記述したことから教材化を図る．
方法：1．学習可能内容をピックアップする．
　　　2．実習記録から実習生の思考や判断に関連していることを知り，現象の理解の仕方を把握する．
　　　3．実習生の気づきや発見を評価し，法則や原理に至るプロセスへと発展させる．
　　　4．経験に対する感情の現われ方に注目し，実習生の経験を共有し，その時の気持ちについて話し合う．
時間：20分
解説：潜在的な直感や予測の存在に気づく．
　　　学習過程と記録は一致してないこともある．記述化できるものしか記述はされないことを了解する．教師や指導者は，それぞれが持っている看護観を伝え，実習生と交流することで，気づきを得る．

SAMPLE　実習記録の中から教材化してみる

◉実習記録内容
今まで退院すれば何とか動けると言っていた患者から，「もう自信がなくなった」「もうやせるところがない……」などと言われたが，何も言えなかった．患者には，その場しのぎのなぐさめはダメだと思った．

◉学習可能内容
● 健康レベル，障害の程度の変化に対する適応の仕方と今までの生き方の関係．
● 看護師-患者関係で共有できること，できないこと．
● ボディイメージの変化．
● ADL の低下が個人に与える影響．
● 筋力，体力の低下の原因．
● 癌の患者のリハビリのめざすところ．

TRY 自由に書いてみる

UNIT 8 実習指導の自己評価

　自分の力を十分に伸ばせたか，成長しているか，教師自身の指導能力や適性の変化をみる．さらに実習の指導過程と学習成果を教師と学生とで話し合い，相互に啓発的で創造的な関係であったかふり返る．

WORK 8-1　実習指導の自己評価

内容：1．実習指導を通して，次の項目についてどんな変化があったか書いてみる．
- 学生についての見方，感じ方(学生観)
- 指導についての見方，感じ方(指導観)
- 看護についての見方，感じ方(看護観)

2．教師の教授行動と適切性――指導者としての評価
- 学生の知識
- 技能の習得に対して
- 教育の場のデザイナーとして
- 教育的な関わりにおいて

3．今後に残された課題を明確化する
- 教材の理解
- 指導方法
- 指導形態
- 教師と学生の関係

方法：1．実習指導のプロセスをふり返る――実習指導ノート，プロセスレコードなど
- 学生の思考や感情を大切にできたか，学生の立場で考えられたか．
- 教師自身の課題が明確になったか．
- 学生と問題を共有できたか．
- 学生が経験の意味づけをする手助けができたか(教材化)．

2．実習の指導計画と実際を比べる．
- 学生の学習ニーズに合わせ変更できたか．
- 学習可能内容は経験できたか調べる．

3．実習場を教育的環境に整えられたか点検する．
4．次の学習目標へと発展させられたか，残された課題ははっきりしているか．
5．患者の安全や安寧が守られたか．

時間：30分

解説：1．学生の変化を自分の関わり方を含めてふり返ってみる．以前の関わりとの違いを考える．

2．自己の感情や認識を客観的に見つめ，具体的な課題を見出す．
3．学生の学ぶ権利，自由を保証し，教師と相互に主体的な関係にできたか見つめる．
4．学生の学習行動を個人の課題，能力，環境との関連で捉えてみる．

TRY 実習指導を通してどんな変化があったか，次に書いてみよう

学生観	指導観	看護観

WORK 8-2　実習生への関わりをスタッフで話し合う

内容：学習の援助者として関わることができていたかふり返る．
方法：1．実習生との関わりで印象に残った場面や感情を思い出し，話してみる．
　　　2．実習生への関わりを次の点から考える．
　　　　①実習生の実習中の感情の変化に注意を払ってきたか，気づけたか．
　　　　②看護の実践者として，知識や技術の正確なモデルだったか．
　　　　③実習生と一緒に看護する時，どのようなことを考えていたか．
　　　　④実習生に学習の機会や情報を提供したか．
　　　　⑤実習生の計画と自分の計画をどのように調整しているか．
　　　　⑥実習生とどのような対話をしたか．
時間：30分
解説：1．自分が実習生だった時，教育されたことに照らして実習生との関わりを点検する．
　　　2．他の看護師の実習生への関わりから，いろいろな指導方法や学習場面の設定の仕方などを学ぶことができる．
　　　3．実習生と看護の場を共有する意義を，自分自身の中で確認するチャンスになる．

TRY　自分自身の実習生への関わりで気づいたことを書いてみる

第4部

臨床実習教育の実践例

安酸史子

1 臨床実習教育の授業分析の方法

　実習教育を授業として展開する方法に関しては若干報告があるが，分析方法に関して，教育学的に検討した報告は多くはない．指導者が自らの指導過程をふり返り看護教育学的に評価することは，より効果的な実習指導を考えるために必要なことである．ここでは，1つの分析方法として，筆者が作成した分析フォームと分析視点[1]について説明する．

指導過程記録用紙と分析視点

　この指導過程記録用紙は，看護学実習における指導過程を教師が自ら記録し自己評価をしたり，あるいは教師同士で分析・評価したりするために用いる．

　用紙は指導過程記録用紙(1)(以下，1号紙と略す．図2，116頁)と指導過程記録用紙(2)(以下，2号紙と略す．図3，117頁)の2種類からなっている．

　この指導過程記録用紙は4つの概念から構成されている．

　それは，①教師の問題意識(授業以前の問題)，②学生およびクライエントの事実，③学習課題，④教育方略である．これらは教授＝学習過程における教師の一連の思考過程を示している(図1)．

　つまり，指導場面において教師は"その時，その場"における学生およびクライエントの事実と教師の問題意識から，学生の学習問題を査定し，その学習問題を学生が自ら解決できるように教師が具体的な学習課題を示していく．学習課題をどのように示すか，気づかせるかということはおのおのの教師の教育方法で異なってくるだろう．そして

図1　実習教育における教授の思考過程のモデル

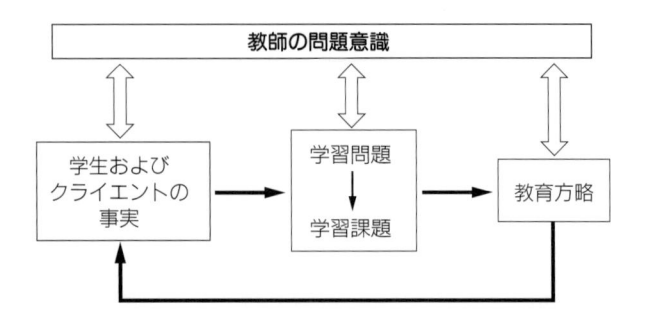

さらに学生およびクライエントの事実から，そうした指導過程を評価して次の学習課題を査定していく．このプロセスを繰り返すことによって，専門教科の基本的構造の学習ができるように仕組まれたものが，看護学実習における教授＝学習過程だと考えている．ここで重要なのは，あくまでも学生およびクライエントの事実から教授＝学習過程をスタートさせようとしている点である．そのプロセスは熟練した教師の場合，ほとんど無意識的に繰り返される思考過程だと思われるが，そのプロセスをこの用紙に記載して分析・評価していくことで，効果的な実習指導のあり方を論理的に追求していけるのではないか．

このフォームは，次の3つの目的を意図している．

① 教師が日常の実践をふり返り，自らの実践を反省・検討することを目的に記載した記録（実践記録）．

② 教育目的・目標，教科の基本的構造，そして教師の工夫した教授ストラテジーの記載（授業計画）．

③ 教師が授業に臨む前に学生およびクライエントの事実を推測しながら，具体的に授業展開をイメージし，記載した記録（授業シミュレーションの記録）．

●記載上の留意点

次に記載上の留意点を説明する．

1号紙は"教師の問題意識"と，学生およびクライエントのプロフィールを記載するようになっている(図2)．

"教師の問題意識"というのは授業に臨む教師の前提条件と考えるもので，この項目はできるだけ実習開始前に記載する．最初に項目に沿って教育目的・目標，実習指導計画，受け持ちクライエントの決定方法，教師の看護観を記載する．"その他"のところには各専門教科の実習に先立ち，この実習で学生に何を学んでほしいと思っているのか，事前の病棟との調整はどのようにしているのか，実習指導をどのように考えているのかといった内容を形式にこだわらずに自由に記載する．

学生およびクライエントのプロフィールは，実習開始前に指導者が把握した簡単な内容のものである．

2号紙は"学生およびクライエントの事実"，"学習課題"，"教育方略"に分かれている(図3)．この3つは指導過程における一連の思考過程である．

"学生およびクライエントの事実"の欄には，指導場面において教師が知覚した学生およびクライエントの言動やその場の状況などを記載

図2 指導過程記録用紙（1号紙）

教育目的：	受け持ちクライエントの決定方法：
教育目標：	教師の看護観：
実習指導計画：	その他：
学生のプロフィール	クライエントのプロフィール

図3　指導過程記録用紙（2号紙）

学生およびクライエントの事実	感じたり考えたりしたこと	学習課題	教育方略

する．その際，学生やクライエントの言葉は「　」をつけて，できるだけそのまま記載する．非言語的なサインもできるだけ知覚したまま記載する．

"学習課題"の欄は，教師が考えた学生の学習問題と学習課題を記載する．教師がこれはこの学生の「学習問題」だと査定したことを，その時・その場の状況の中で学生が解決できる「学習課題」という形に具体化していくプロセスを記載する欄である．

"教育方略"の欄は，教師が学生およびクライエントの事実から「感じ」たり，「思った」り，「考え」た内容と，その結果教師が選択して行った行為をできるだけ具体的に記載する．教師が学生やクライエントに対してとった言動は一言でまとめてしまわないで，できるだけ具体的に記載する．

指導過程の分析

指導過程を記載したあと，いよいよ分析に入る．指導過程の分析には，**表1**(119頁)に示す①〜㉓の分析視点を用いる．この視点は発見的学習の考え方を理論的根拠にしている．

指導過程記録用紙による授業分析の実際

この実習指導を担当した指導教師は33歳の助手で，臨床経験6年，教育経験4か月目である．自分の実践をふり返り，自らの実践を反省・検討することを目的に指導過程記録用紙に記載し，分析視点を自己評価したものである．さらに「実習目標と学生の学習課題」「教授ストラテジー」「実習目標および学習課題の達成度」を整理して**表2〜5**(120〜130頁)にまとめたものを提示した．

23項目の分析視点で分析した結果，教師の問題意識としては明確な教育観と目的意識，教育に対する動機づけはあるが，経験不足に伴う余裕のなさ，環境調整能力の不足がわかる．学生およびクライエントの事実としては基本的には観察し捉えられているが，学生の学習に重点を置いたため，クライエントに対する介入時期が遅くなったことの反省，より援助のいる他学生に時間を割いた関係で直接観察の時間が少なかったことが自己評価されている．学習課題はオリエンテーション時に学生が語った「患者のペースに巻き込まれやすい」という課題とクライエントの事実を合わせて，『患者の気持ち(羞恥心)を大切にしながら専門家としての必要な関わり(自己導尿指導)ができる』を設定し，具体的な学習課題に転化し，発展させることができている．専門家として必要だと判断したことを相手が嫌がったり拒否しているよう

表1 教授＝学習過程分析フォームの分析視点

●**教師の問題意識（授業以前の問題）**
① 看護技術教育の目的・目標が教師に意識されており，なおかつその中での看護学実習の位置づけが明確に意識されているか（**教育目的・目標**）．
② 教師自身が，看護理論に裏づけられた看護観を持っており，それを明確に表現できるか．
③ 教科の基本的構造を理解しているか，または理解しようと取り組んでいるか．また，教科の基本的構造が看護科に適応する理論的法則性に合致しているか（**教育内容の精選**）．
④ 教師が教授に対して動機づけられているか．
⑤ 受け持ちのクライエントの選択が適切か（**教材の精選**）．
⑥ 人的・物的に学習環境を調整できるか（**環境調整能力**）．
⑦ 実習の授業案，ストラテジーを持って実習指導に臨んでいるか（**授業計画**）．

●**学生およびクライエントの事実**
⑧ 学生およびクライエントの，"今，ここで"の言語的・非言語的表現で示される事実を，確実にとらえられるか（**観察能力**）．
⑨ クライエントの学生との対応場面における"その時，その場で"の事実を，相手の立場に立って推測できるか．

●**学習課題**
⑩ 看護技術教育の目的・目標と学生の事実とから，"今，ここで"の学生の学習問題が何なのかを判断できるか．また，明確にした学習問題が，教科の基本的構造の学習に方向づけられているか．
⑪ 教師が学生との相互作用の中で明確にした"今，ここで"の学生の学習問題が，学生のすでに学習したどの学習とどのような関係があり，また教科の基本的構造と関連づけて，今後同様に発展すべきかという長期的展望のもとに，それが現時点で学習されなければいけない必要性と有用性について論究できるか．
⑫ 明確にした学習問題を，学生の事実に即して，より具体的な学習課題へと転化できるか．
⑬ 変化する学生の事実に応じて，学習課題を次々と発展させることができるか．

●**教育方略**
⑭ 学生が自由に自己表現できる環境を提供しているか（**教師の態度・場・時間**）．
⑮ 外発的動機づけに頼らず，学生の内発的動機づけを重視しているか．
⑯ 一方的に決めつけた解釈をせず，常に確認していく姿勢があるか（**確認能力**）．
⑰ 常に学生およびクライエントの事実に対して開かれているか．
⑱ 授業の目標が授業の最初の段階で学生に意識されているか．また，何をなすべきか，自分の解決しなければならない課題は何かを学生との相互作用の中で，学生に認識させられるか．
⑲ 学習課題を解決するための仮説を学生が発見するのを，効果的に援助できるか．
⑳ 学生が仮説を検証するのを，クライエントへの影響に配慮しながら援助できるか．
㉑ 学生とクライエントの事実から，1つひとつ順を踏んで学習課題を示すことができ，それが学習問題の解決につながっているか．
㉒ 問題解決の過程を看護学的視点で評価して，学生に有効に返すことができるか（**フィードバック**）．
㉓ 教授＝学習過程を看護教育学的視点で評価でき，次の指導に生かせるか（**教師による自己評価**）．

な場合に，強引にではなく，できるだけ不快な感情を相手に与えないで，むしろ積極的に協力してやってもらえるという課題は看護技術としては高度である．しかしスローペースであったとしても，うまくいった経験を学生が持てたことは，学生の自信につながったと思われる．

表2 指導過程記録用紙（1号紙）（その1）

教育目的： 1. 成人期の対象に必要な看護ができる． 2. 実習を通して看護師としての自己を成長させる．	受け持ちクライエントの決定方法： 病棟の主任やリーダーナースと相談してあらかじめ4～5人の候補者を選出しておく．実習初日のオリエンテーション時に学生に簡単な情報を伝える． 成人実習3クールで，青，壮，老年期各1名以上，男・女1名以上受け持つことを原則とする旨を学生にも伝えてある．学生は教師の情報を元に，互いに希望を出し合って，受け持ちを決定する．
教育目標： 1. 対象の発達段階，健康状態の特徴に応じた看護の必要性が認識できる． 2. 看護の必要性に基づいて個別的な看護を計画実施，評価できる． 3. 対象との対人関係を発展させることができる． 4. 健康状態に応じた生活の援助ができる． 5. 対象のセルフケア能力を高める援助ができる． 6. 対象を取り巻く保健医療チームを認識し，共同できる． 7. 社会資源の活用について考えることができる． 8. 看護師をめざす者として誠実で責任をもった行動をとることができる． 9. 探求心をもって自発的，積極的な態度で実習に取り組むことができる． 対象の特徴別の実習内容（A～Eまである） C. 生涯，生活のコントロールが必要な慢性期にある対象の看護 (1) 患者の病歴と現在の病期を評価する． (2) 発症から現在にいたる心理社会的側面を理解する． (3) 慢性経過の中での変化（月・週・日ごと）を理解する． (4) 疾病の進行を最小限にし，合併症予防の援助をする． (5) 生涯，生活をコントロールするうえで生じるストレスを理解し，患者教育を行う． (6) 患者が病気を受容し，社会生活における自分自身の姿勢を見出せるように援助する． (7) 患者および家族の退院後に起こる生活上の問題を予測し，セルフケアができるように援助する．	教師の看護観： 看護は健康をめざして看護師とクライエントが目標指向的に行う相互行為のプロセスと考える．目標は看護師が一方的に決めるのではなく，クライエントとのコミュニケーションによって決定される．健康とは，人間が日常生活において最大限に潜在能力を全うするために，その人の持っているものを最適条件で活用することによって，内的・外的環境からくるストレッサーに対して継続的に適応する状態をいう． 教師の教育観： 看護学実習を看護の本質的な役割である「相互主体的な関わり」の訓練の場と考える．看護技能という手段を媒介にして，対象と目的を持った相互主体的な関わりのプロセスを体験し，さらにその体験を看護技術として理論的に検証していくことを学生は学ぶべきだと考えている．そのために教師は学生のそうした体験のプロセスに，理論的な意味を与えていくことが重要な課題となる．つまり学生の体験を看護学という概念の枠組みの中で理論的に意味づけて，学生にフィードバックしていくことが必要だと考える．教育方法は，授業を教師と学生の「相互主体的な関わり」と捉える発見的学習をめざしている．
実習指導計画：1990.7/2～7/20 実習日は月，火，木，金で水曜日は授業，土曜日は自己学習に当てている． 　1W…目標は患者の全体像を捉えて看護の必要性が認識できる． 　　　金曜午後カンファレンスで受け持ち患者の紹介，看護の必要性の発表 　2W…目標は問題を明確にし，看護過程を展開する．目標に沿った毎日の実施計画が立案できる．月曜日は記録提出（統合，看護の必要性まで） 　3W…目標は実施した看護の評価ができ，評価から看護の必要性を見直し計画の修正ができる．月曜に目標展開の記録提出．木曜午後に病棟スタッフとカンファレンス，金曜午後にまとめと評価のカンファレンス．4人の学生を受け持つ．学生は教師と調整後，リーダーと調整する．	その他：

（つづく）

表2 指導過程記録用紙(1号紙)(その2)

学生のプロフィール	クライエントのプロフィール
都内短大3年生．母性，小児・地域・精神科，急性期の各論実習を終了し，今回は各論実習の最後で慢性期の実習である．医学，看護学の講義はすべて終わっている． おとなしい感じでゆっくりとした話し方をする． 初日のオリエンテーション時の自己紹介で，自分の特徴として患者のペースに巻き込まれやすい．根拠をはっきりさせたい．患者にどうなってほしいか言えないことがあると述べている． また学習のタイプにはいろいろあるので，指導する教師に知っておいてほしいことがあれば伝えてほしいと言うと，以前にコメントを言われ考えすぎたことがある． そのコメントにとらわれすぎた．必要があれば自分から質問するので見ていてほしいと希望してくる．コメントの内容など細かいことは言わない．一応希望に沿うよう配慮するが，必要と判断したコメントは述べると思うと伝える．	Mさん，46歳・男性．末端肥大症，下垂体腺腫・脊髄小脳変性症，胃潰瘍，肝機能低下 1年前から下肢脱力，尿失禁，ろれつのまわりにくさ，書字障害が出現し受診． 3か月前より外来で指導を受け，セルフ・カテによる自己導尿をしている． 外来フォローで経過していたが，尿路感染を併発する．下垂体腺腫の手術が予定されているため，手術前精査および自己導尿手技のチェック，再指導目的で2週間前に入院．2～3週後に手術のため転院予定（ベッド待ちのため，早まる可能性もあり）． 自己導尿の手技に関しては腎外来の外来ナースの指導は一度受けるが，情報の記録はない．病棟では患者が恥ずかしいからいいよと言うため，なかなか確認できない．一度新人看護師が確認し，「問題なし」とだけ記載してある． 疾病のため，手先の細かい動作は苦手（ボタンをかけるなど）であり，実際に尿路感染を起こしていることから清潔操作ができていない可能性が高い．残りわずかな入院生活中に，問題点を明確にし，Mさんにできるよりよい自己導尿の方法を一緒に考えて，指導する必要があると考える． ろれつが回りにくいため，ぼそぼそ話す．看護師には自分からはあまり話しかけてこない． おとなしい印象．6人部屋の同室者とは気さくにつき合えている．自宅が遠いため，家族の面会はほとんどない．

　教育方略としては，自己導尿の方法，外来での指導の実際などに関してもう少し早い時期に目を向けさせるようなアプローチがあったほうが指導効率的にはよかったかもしれない．しかしながら，学生のペースで実習教育が展開できていること，学生が学習課題を一つひとつ解決しながら学習問題の解決につなげることができていることは評価できる．

　「実習目標と学生の学習課題」「教授ストラテジー」「実習目標および学習課題の達成度」の一覧表を見ると，その時その場の状況を含んだ場面の中で学習課題が生み出され教授＝学習過程の中で次々と学習課題が転化していく様を表している．そして最終的に学習問題の解決につながり，教材のねらいも達成でき，学生自身の課題も達成していることが示されている．

　以上の分析結果から，指導過程記録用紙と分析視点は自らの指導過程をふり返り，教師が自分の教師経験を意味づけていく有効な手段として活用できると考える．教授が自分の教師経験をふり返り評価していくことによって，自らの教師経験をより豊かな意味あるものにしていくことができると考えている．

表3　指導過程記録用紙(2号紙)(その1)

学生およびクライエントの事実	感じたり考えたりしたこと	学習課題	教育方略
(7/3：初日の実習記録) 自己導尿についてどうしてしつこくやらなければいけないかを，しっかり言葉で伝えていかないと本人にはとても大きなストレスになってしまうだろう．私の場合，関係を深めていくことによって，その辺の気持ちを受け止め，ストレスの軽減をしていこうと思う． 私が避けてばかりではなく，本人が言えるきっかけを作ることを考えていこうと思う．指導を受けなければならないということに対しては本人は羞恥心からくるストレスを強く感じることになるが，看護師が実技で問題ないと評価したならば，言葉で確認することで無駄なストレスを感じないようにアプローチしていくことを考えていこう．今日は患者の言葉に共感していくことに努めてみた．	学生なりに考えている． 自分が避けていることに気づいているようだ． 自己導尿の手技を確認することは無駄なストレスと考えているのであろうか．無駄なストレスを感じないようにと合理化して指導から逃げているのではないか？	Mさんの自己導尿の手技の問題点を明確にし，Mさんにできる方法でよりよい自己導尿について一緒に考えて指導することができる． 患者の気持ち(羞恥心)を大切にすることと専門家としての必要な関わりとのバランスをとることができる．	(記録にコメント) 患者には必要なストレスだけをかけ，不必要なストレスはできるだけかけないのが理想ですが，何が「無駄なストレス」かという判断には専門的知識が必要です．
7/5(2日目) (申し送り)自己導尿見せてくれず，確認できてない．今朝はまだ排尿ない． in 1400 ml　Hr 2780 ml　坐薬で排便あり． St：自己導尿の確認をする前に患者と信頼関係を形成することを目標にしたい(朝の調整) St：今日は入浴日だったんですけど，お話しをうかがってたら，何となく何か言いたそうな顔をされたので，聞いてみたら，手先がうまく使えなく，手足がよく洗えないとおっしゃるので足浴をすることにしました． と，嬉しそうに報告してくる． Cr：(教師に)優しい学生さんだね．足を洗ってもらって気持ちがよかった．	患者にとって羞恥心を伴うことだから，信頼関係を作ってからという学生の気持ちはわかる．「信頼関係」という言葉で逃げているのかな？ 今回の入院目的・自己導尿の確認(再指導)の必要性はどう認識してるのかな？ 患者の気持ちを非言語的なメッセージからうまく引き出せている．口が重くてぶっきらぼうな感じはするけど，ゆっくりペースの学生と合うかもしれない．	Mさんとの関係を形成していく．	学生の計画を支持する． 学生の行った看護援助を「信頼関係を図る」という目標につなげ，評価し伝える． 快の刺激を受けることで患者が心を開いてくる．こうした援助を積み重ねていくことで，信頼関係が成立していく．
7/6(3日目) St：どうして嫌がるMさんに，強引に自己導尿の確認をしないといけないのかわかりません．看護師が一度確認して，問題なしとしているのならいいと思うのですが．(朝の調整) …… St：尿の性状を一緒に確認してほしいという． St：いままで見たことがなかったんですけど，透明じゃないから，これが尿混濁かなって思って…… St：尿中に白血球と細菌が出ています． ……尿路感染を起こしているんですよね．	逃げてる気がする． 新人看護師がきちんと確認したか疑問．尿路感染をしている事実があり，手先の不自由なことがわかっていて，本当に問題ないと思えないんだけどな． 混濁しているのに気づいたかな データはきちんとおさえている． あらためて意識に上ったようだ．	自己導尿の確認をする必要性がわかる． 尿路感染をすでに起こしていることを認識する． 不潔な手技での自己導尿による尿路感染の可能性が考えられる．	上記のコメントを元に，患者の気持ちはわかるけれども，Mさんにとって自己導尿の確認が本当に無駄なことなのかをもう一度考えてみるようにいう． 軽度だけど，尿混濁があると教師の判断を述べる．尿のデータを質問する． 何で尿路感染を起こしていると思うか質問する．

(つづく)

表3　指導過程記録用紙(2号紙)(その2)

学生およびクライエントの事実	感じたり考えたりしたこと	学習課題	教育方法
St：自己導尿をしているからだと思います。 St：……確認してないからよくわかりません。	確認する必要性を意識したかな。手先のこととか，気づくだろう。	手先の細かい動作ができないこととの関連がイメージできる。 正しい自己導尿の仕方がわかる。	どこに問題があったのかしらね。 学生が自己導尿の仕方を知っているか確認する。本人の調べたものを見ながら説明する。
St：「図書館で調べてはみたんだけど，イメージがつかないんです。」 St：「はい．どうしようかと思ってました．」			イメージがつかなくてよくわからなかったら，指導するとしても不安ではないかと聞いてみる。
St：腎外でもらったパンフレットがMさんのところにあるんですけど……	パンフレットを見せてもらったり，実際に本人に聞いてみたりすることは思いつかないのか。それとも見せてもらったり聞いたらいけないと考えているのか。自己導尿のことは話題にしにくいのかな？	Mさんに行われた指導内容を確認する。 再指導をするためには，前回の指導を知る必要があることが理解できる。	本人にどう指導されているかを確認してみたらどうかと提案する。 具体的にどう指導されたかを知ることが再指導をするために必要だと説明。
St：Mさんにパンフレット見せてくださいって言ったら，貸してあげるから勉強しなさいと言ってくださったんです． セルフ・カテも見せてくださいました．	自己導尿について初めてMさんと話したのかな。何となくふっ切れたような顔をしている。どうしていくか，しばらく様子を見てみよう。		学生のやり方を細かく文句つけないでみていく。
午後の全体カンファレンス St：(他学生に)Mさんの紹介をする．脊髄小脳変性の症状などについてもかなり詳しく調べている．話もまとまっていてわかりやすい．入院目的も把握している．1～2週で転院予定のため，指導する日数が少ないことも意識している．考えられる患者の不安をいろいろと述べ，そうした不安の緩和をしていきたいという．	頭のよい学生だな。 Mさんの全体像は大体捉えられている。 自己導尿の確認の必要性もわかってきたようだ。 患者の気持ちに非常に目がいきやすい学生だな。	Mさんの全体像が捉えられ，看護の方向性がわかる。	グループカンファレンス 受け持ち患者の紹介
(7/6の実習記録) パンフレットを見ながら方法を確認したことでできないところはっきりしたわけでもないが，私のほうで本人がどこを気にしているか，意識してできていないと考えるところはどういうことかと予測できた．退院が後1～2週なので，早く確実に清潔に自己導尿が行えるよう指導をしなくてはならないことを考えると，あまり本人の羞恥心にこだわりすぎていてはと思う．腎外のナースと情報交換を行うと同時に，自己導尿確認の本人へのアプローチも考えなくてはならないと思う． 「不安だ」と言葉に出して言えるという状態を保っていき，それによって不安が軽減するよう援助していこうと思う．			(記録にコメント) 自己導尿の手技をチェックし，確実な方法を指導するのは私たち看護の役割ですので，何とかアプローチしてください。

(つづく)

表3 指導過程記録用紙(2号紙)(その3)

学生およびクライエントの事実	感じたり考えたりしたこと	学習課題	教育方略
7/9(4日目) St:できたら自己導尿の確認をさせてほしいとMさんに頼んでみると計画してくる. ノートには自己導尿の方法についてきれいにまとめてある.(朝の調整)	やっと腰をあげてきたな.勉強したので,少し自信がついたようだ.		
St:Mさんが見せてくれるって,了解してくださったんです.いつも点滴が入ってしばらくしてからだから11時頃だと思います.時間も患者さんと打ち合わせてきました.	嬉しそうだ.確認ポイントは大丈夫かな.具体的な時期まで調整できている.しっかりしている.	自己導尿を確認するポイントがわかる.	自己導尿を見せてもらって何を確認するのか質問し,ポイントを押さえる.
St:ノートを見ながらポイントを述べる.	一般的なポイントはおさえている.Mさんの場合に特に注意してみるポイントがわかってるか不明だけれど,終わってから聞いてみよう.確認したことを患者にはどう伝えるつもりかな.		
しばらくして…… St:先生!Mさんがいまトイレに入ってしまわれたんです.どうしましょう. と,悲壮な顔をして報告してくる.	尿意を催した時にちょうど学生がいなかったので,トイレに入ってしまったんだろう. 次の機会でもいいけど,入ったばかりなら間に合うかも知れない.		朝,確かに了解されたことを学生に再度確認.教師の判断を伝え,一応,外から声をかけてみてはどうかと提案する.
St:はい.そうします. と,急いでトイレに向かう.	少し強引だったかな?		
トイレの前で,少しもじもじするが,ドアをノックし,確認させてもらっていいか聞いている. Cr:いいですよ.さっき,いなかったから……	患者さんも気にされていたんだな.		
中に入り,黙ってみている.終了後,患者に声かけはしているが,自己導尿の手技については何も言わない.	背中側に立っていても,よく見えないんじゃないかな.今回は見せてもらえたというだけで,やり方は後で学生と検討しよう.		トイレの外で二人のやりとりを聞いている.
St:恥ずかしがって看護師に確認させたがらないという情報にとらわれすぎていました.私のほうが恥ずかしくて逃げてたみたいです.	やっと気づいてくれた.あとは看護技術としておさえられるように援助していこう. ただ立っていただけじゃなく,少しは見ることができた.	自己導尿を確認した後,どう行動すれば専門家として関わったことになるかがわかる.	病棟内にある学生コーナーで学生の今の気持ちを聞いてみる.
St:カテーテルを入れる寸前から見ることができたんですけど,狭かったしよく見えなかったんです.カテーテルを入れることには慣れてるようでスムーズでした.パジャマの裾がカテーテルに触れそうで気になりました.	やっていけそうだな.	問題と思った点を患者に返し,患者側から理由を聞き,対策を患者と一緒に考えていける.(共同目標の設定)	今気づいたことをどうしていくつもりか質問する.
St:Mさん用のチェックリストを作って,もう一度Mさんに頭でわかってもらって,それからもう一度確認させてもらいます.			途中からだったけど,今日気づいたことはどうするか再度聞いてみる.
St:Mさんに言ったほうがいいでしょうか.	わかってないな.	羞恥心がありながら,確認させてくれた患者にど	教師の考えを述べる.確認するからには,責任

(つづく)

表3 指導過程記録用紙(2号紙)(その4)

学生およびクライエントの事実	感じたり考えたりしたこと	学習課題	教育方略
		う対応すれば患者が看護師に確認してもらう意味をより積極的に捉えることができるかを考える.	がある.患者が恥ずかしくても確認させてくれるのは専門家だと思うからだ.学生であっても同じこと.まず,きちんと確認できなければいけない.狭くて確認しにくいのなら場の調整をする.気づいたことは患者に伝える.患者が工夫したことなどは患者の気持ちを聞いたうえで,認めてよいことは認める.認められないこと,今回の場合,不潔操作などは,どうすれば清潔操作になるかを一緒に考えるチェックリストを作るのも1つの方法.黙ってただチェックされて,しかも何とも言ってもらえないんじゃ,患者はどんな気持ちになるかしら.確認するには目的があったわけだし,それは患者とも共通の目標なんだから,きちんと患者にこちらの気づきを伝える責任があるのよ.
St:Mさんの所に行って,今気づいた事を伝えてきます. …… St:どうしても(技術が)崩れちゃうっておっしゃってました.チェックリストを作ってくるって言ったら楽しみにしてると言ってくださいました.チェックリストを使って確認する約束もしてきました.	一人で自分の行動が決められ,実行できている.		学生の計画を支持し,教師もチェックリストを楽しみにしていることを伝える.
(7/9の実習記録) 自己導尿を確認していかなければならない必要性は説明し伝えられたので,本人の了解を得,確認することができた.私はやっぱり,本人の羞恥心が強くなかなか確認させてくれないという看護師からの情報にとても神経質になってしまったようだ.とらわれすぎていたような気がする.それに清潔操作を確実に行わなければいけないということの重さが実感として迫ってこなかったというか,尿路感染を軽視しすぎていたとような気がする. 早く行動に移せるようになることが私にとっても課題だと思う. チェックリストのようなものがあるとよいことも本人と話し合って考えられたのでよかったと思う.			

(つづく)

表3 指導過程記録用紙(2号紙)(その5)

学生およびクライエントの事実	感じたり考えたりしたこと	学習課題	教育方略
7/10(5日目) 腎外の自己導尿マニュアルを参考にし，チェックリストを作ってくる． St：早速チェックリストを使用し，患者と内容を確認し合っている． 2回目の自己導尿の確認をする．チェックリストを元にその場で気づいたことを述べたり，アドバイスをしたりしている．	だいたいチェック項目をおさえてある． あとは大丈夫だろう．		加えたほうがいいと思う項目をアドバイスする．
7/12(6日目)退院日 外泊中．昼頃帰院し退院する予定． 11時前，妻と一緒に帰院．にこやかに同室者へ挨拶している．学生にも挨拶している．学生は挨拶を返しながら家での自己導尿について聞いている．患者はちゃんとやれてると話している．	ただの優しいお姉さんではなく，自然に専門家としての意識をもって関われている．		午前中は図書室で記録のまとめをし，昼前より病棟で待機するようアドバイスする． 早めに帰院されたため，図書室に連絡し学生をよぶ． 病室に一緒にいて挨拶などをする．

(まとめのカンファレンス)―学生の了解をとってカセットテープの録音した内容から―

　自分の根拠っていうか，はっきりしないと言えないし，そういうのがあったから必要性が頭でわかっていても，なんか指導しなきゃいけないとか，感染が起きたらいけないとか，そんな危機感みたいなのが，なかなか実感できなかった．そんなところはあったと思います．
　……(略)分析も一緒に進めていったらイメージみたいなものがわいてきて，感染のことなど，すごく危機感みたいのを感じてからは言えるようになりました．
　初めに羞恥心が強いという情報を，それは私もわかってたほうがいい情報なんですけど，看護師さんがその度にこの人は羞恥心が強いからねって言われて，また違う看護師さんにも，この人はなかなかって感じで言われちゃったから，何かすごく意識し過ぎたのかもしれません．すごく気になって気になってしようがなかったから……(略)……なんか，やっていながら，絶対自分でとらわれすぎているなっていつも思いながらやっていました．

　(先生に)言われすぎってことはなかった．たぶんそうだ(言わないように努力している)って思ってました．最初の頃，私がなかなか積極的になれなくても，先生は黙っていてくれたから．

　看護師さんにはっぱかけられて，それがなかったらこんなに早くは行動に移さなかった．もっと遅かったと思う．……(略)……早く確認できるように言われて，私はその時に自分がこういうふうにしたいと思ったのを○さん(看護師の名)が十分わかってくれなかったんじゃないかなって，反発を感じました．結局後から考えたら，その言葉がなかったら，こんなに早く積極的になれなかったんじゃないかと……先生にも，評価に書いてあることとか，話をしますよね．その時に，先生が早く行動に移してほしいと思ってるのがすごくわかったから…そんなのがなかったらもっとじっくりしていたと思う．

　患者さんが自分がこう積極的にやっていかなきゃいけないんだってことを感じ始めた頃に，あーきたって．私の課題にぴったりの患者さんだったと思います．もう逃げられないなって．

　(教師)よかったわね．最後にそういうケースに出会ってね．まーそれと，もともと持ってる相手の気持ちを大切にしたいという思いを殺さないで，それもきちんともって，なおかつ専門家として考えた必要性っていうのと患者の気持ちをどこでどううまくバランスをとってアプローチができるかっていうところがいちばん難しいところだからね．その辺を考えられるベースが今回できたんだろうね．今はまだ完成品になる必要はないわけだからね．看護師になった時に自分の傾向やら何かがわかって，どの辺がもうちょっと努力したらよりよくなるかって思えばいいの．

　納得して根拠がわからないと動かないというのはあなたの特徴ね．あなたのよさだとも思うんだけど，今後は根拠をはっきりさせるまでの時間を縮める努力をするのが残った課題ね．今回はあなたのゆっくりベースが患者さんのペースと合ったからよかったけど，結局，急に退院になったから1日遅かったらチェックリストまでは間に合わなかったものね．

表4 看護学実習の分析視点と事例の分析結果(その1)

分析視点	分析結果
教師の問題意識(授業以前の問題) 〈1〉看護技術教育の目的・目標が教師に意識されており，なおかつその中での看護学実習の位置づけが明確に意識されているか．(教育目的・目標) 〈2〉教師自身が，看護理論に裏づけられた看護観を持っており，それを明確に表現できるか． 〈3〉教科の基本的構造を理解しているか，または理解しようと取り組んでいるか．また，教科の基本的構造が看護科に適応する理論的法則性に合致しているか．(教育内容の精選) 〈4〉教師が教授に対して動機づけられているか．(教師のレディネス) 〈5〉受持ちクライエントの選択が適切か．(教材の精選) 〈6〉人的・物的に学習環境を調整できるか．(環境調整能力) 〈7〉実習の授業案，ストラテジーをもって実習指導に臨んでいるか．(授業計画) **学生およびクライエントの事実** 〈8〉学生およびクライエントの"今，ここで"の言語的・非言語的表現で示される事実を，確実に捉えられるか．(観察能力) 〈9〉クライエントの学生との対応場面における"その時，その場"での事実を相手の立場に立って推測できるか． **学習課題** 〈10〉看護技術教育の目的・目標と学生の事実とから"今，ここで"の学生の学習問題が何なのかを判断できるか．また明確にした学習問題が，教科の基本的構造の学習に方向づけられているか． 〈11〉教師が学生との相互作用の中で明確にした"今，ここで"の学生の学習問題が，学生のすでに学習したどの学習と，どのような関係があり，また教科の基本的構造と関連づけて，今後，どのように発展すべきかという長期的展望のもとに，それが現時点で学習されなければいけない必要性と有用性について論究できるか． 〈12〉明確にした学習問題を，学生の事実に即して，より具体的な学習課題へと転化できるか． 〈13〉変化する学生の事実に応じて，学習課題を次々と発展させることができるか． **教育方略** 〈14〉学生が，自由に自己表現できる環境を提供してるか．(教師の態度・場・時間) 〈15〉外発的動機づけに頼らず，学生の内発的動機づけを重視しているか． 〈16〉一方的に決めつけた解釈をせず，常に確認していく姿勢があるか．(確認能力) 〈17〉常に学生およびクライエントの事実に対して開かれているか． 〈18〉授業の目標が授業の最初の段階で学生に意識されているか．また，何をなすべきか，自分の解決しなければならない課題は何かを学生との相互作用の中で，学生に認識させられるか． 〈19〉学習課題を解決するための仮説を学生が発見するのを，効果的に援助できるか． 〈20〉学生仮説を検証するのを，クライエントへの影響に配慮しながら援助できるか． 〈21〉学生とクライエントの事実から，1つひとつ順を踏んで学習課題を示すことができ，それが学習問題の解決につ	〈1〉教育目的・目標は十分意識されているが，現実の実習場面の中でその達成のためにはどのような援助をしていくのかあいまいである． 〈2〉教師はキングの看護理論に影響された看護観を持っている．看護師の本質的な役割を「クライエントとの相互主体的な関わり」と考え，看護学実習をその訓練の場と考えている．看護技能という手段を媒介にして，クライエントと目的を持った相互主体的な関わりのプロセスを体験し，さらにその体験を看護技術として理論的に検証していくことを学生は学ぶべきだと考えている．教育方法は発見的学習をめざしている． 〈3〉慢性期にある対象の看護をさらに7つの実習内容として具体的な到達目標を提示してある．しかし実際の病棟で具体的にどのように教育内容を精選していくのかに関しては不明瞭である． 〈4〉教えることには十分動機づけられていると思われる． 〈5〉実習開始前に教員が候補者を数人選び，その中から学生に選択させている．選択基準は基本的な看護援助を必要とするが，重篤でない慢性疾患患者としている．学生が過度のストレスを感じないで，実習に取り組めるのではないかと考えられる．この学生の課題達成のためにこのクライエントは適していた． 〈6〉病棟は協力的であるが，教師は教師歴わずか3か月目であり，余裕がないため看護師との調整が不十分である． 〈7〉大枠としての計画はあるが，具体的な指導計画は立てられていない． 〈8〉学生のその時その場で表現された事実は全般的につかめている．クライエントの事実に関する記載が少なく，これは学生の学習に重点を置くあまりクライエントの看護という視点が薄くなっていた可能性が考えられる． 〈9〉クライエントの状況は主に学生の報告から推測して学生に返している．教師はより援助のいる学生のところにいることが多く，この学生がクライエントと対応している場面に同席できていない．その時その場の事実が適切に捉えられにくい． 〈10〉"今，ここで"の学習問題を判断できている．教科の基本的構造の学習へと方向づけられている． 〈11〉「患者の気持ち(羞恥心)を大切にしながら専門家としての必要な関わり(自己導尿指導)ができる」という学習課題はバランスを取るのが難しい課題である．この学生の場合，自分自身の羞恥心のせいで自己導尿の指導から逃げていることに気づくこと，自己導尿指導の必要性を認識すること，自己導尿指導について勉強することなどが必要であった． 〈12〉具体的な学習課題に転化できている． 〈13〉学習課題を発展させている． 〈14〉学生は記録の中や調整時，あるいはカンファレンスの時に気持ちを表現できている． 〈15〉内発的動機づけを重視し，学生が気づけるように働きかけている． 〈16〉決めつけた解釈はしないで確認していく姿勢はある． 〈17〉事実に謙虚であろうと努力しているが，自己導尿に何か問題があるだろうと思い込んで指導させようとしている面も見られる． 〈18〉一般的な実習目標は実習開始前に実習要綱を読んで，再度学生に確認してある．この患者での学習課題「Mさんの自己導尿の手技の問題点を明確にし，Mさんにできるやり方でよりよい自己導尿について一緒に考えて指

(つづく)

表 4　看護学実習の分析視点と事例の分析結果(その 2)

分析視点	分析結果
ながっているか． 〈22〉問題解決の過程を看護学的視点で評価して，学生に有効に返すことができるか．（フィードバック） 〈23〉教授＝学習過程を看護教育学的視点で評価でき，次の指導に生かせるか．（教師による自己評価）	導することができる」は最初に学生に伝えている．学生個人の課題「患者の気持ち（羞恥心）を大切にすることと，専門家としての必要な関わりとのバランスをとることができる」はまとめのカンファレンスで伝えてあるが，学習場面では共有できていない． 〈19〉自己導尿の方法を知っているかを学生に確認するのが遅い．最初に確認して適切に指導しておくべきであった． 〈20〉クライエントはゆっくりペースで優しい学生に好感を持ち，チェックリストを作成してもらったことに感謝している．指導時期が遅くなったことがクライエントに対して最適な看護であったかという点で問題が残る． 〈21〉学習課題を一つ一つ解決しながら学習問題の解決につながっている． 〈22〉まとめのカンファレンスで学生にフィードバックできている． 〈23〉この分析視点に基づいて自己評価はできている．分析結果を元に指導方法を毎回少しずつ変化させる取り組みができている．

表5 実習目標および学習課題・教授ストラテジー・達成度(その1)

	実習目標と学習課題	教授ストラテジー	実習目標および学習課題の達成度
一般的な実習目標	看護学実習全体を通しての実習目標 ①看護技能という手段を媒介にして，対象と目的を持った相互主体的な関わりのプロセスを体験する． ②自分の体験を看護技術として理論的に検証していくことができる．	①教師との相互主体的な関わりのプロセスを体験することにより，対象と目的をもった相互主体的な関わりを自然にしたくなるように学生と関わる．「追体験」をさせる．感じたことを重視． ②学生の体験のプロセスに理論的な意味を与えていく．（カンファレンス）	①患者の羞恥心にとらわれて，行動が取れずにいたが，最後には目的を持って患者と相互主体的に関わるプロセスが体験できた． ②まとめのカンファレンスで看護として押さえることができた．
	慢性期の対象の看護における実習目標 ①患者の病歴と現在の病期を評価する． ②発症からの現在にいたる心理社会的側面を理解する． ③慢性経過の中での変化（月・週・日ごと）を理解する． ④疾病の進行を最小限にし，合併症予防の援助をする． ⑤生涯，生活をコントロールするうえで生じるストレスを理解し患者教育を行う． ⑥患者が病気を受容し，社会生活における自分自身の姿勢を見出せるように援助する． ⑦患者および家族の退院後に起こる生活上の問題を予測し，セルフケアができるように援助する．	①〜⑦ 実習記録を活用する． ・10機能（摂取，排泄，循環，代謝，免疫，感覚，精神，調節，運動，生殖） ・生活（食，排泄，運動，休息，清潔，環境，コミュニケーション，衣，社会関係） ・発達段階 ・保健医療との関わり の4側面の事実と解釈を記載し，全体像をイメージさせる．健康上生じる問題，看護の必要性を出してもらう．さらに目標展開（上・中・具体的方法）を提出してもらう． 毎日の実習記録は「今日の看護計画」「実施」「評価」からなっている．	実習記録は4側面の分析，統合，目標展開までよく書けている． 実習中には学生の個別の学習課題に教師の意識が集中してしまい，全体的に患者を捉え，慢性期にある対象の患者という視点での押さえができていない．そのため，学生の達成度が不明瞭である．
学生自身の課題	①教師のコメントにとらわれすぎる傾向がある． ②患者のペースに巻き込まれやすい．患者にどうなってほしいかいえないことがある．	①必要があれば自分から質問するので見ていてほしいと希望する学生を信じ，調整の時に細かいコメントはいわないで，大まかな調整にとどめる．教師は必要と判断したコメントは述べると初日の実習オリエンテーション時に学生に伝える． ②実際の看護過程の展開を見て，必要時コメントまたはアドバイスをしていく．	①教師が細かいコメントはいわないでいることを学生は感じている．教師が学生に早く行動を起こしてほしいと思っているのがわかったと述べている．もし，コメントを言われすぎたとしてもコメントにとらわれないで自分で判断できるようになることが課題である． ②援助を要したが，達成できた．
教材のねらい	脊髄小脳変性のため手先の細かい動作は苦手（ボタンをかけるなど）であり，実際に尿路感染を起こしていることにより，清潔操作ができていない可能性がある．自己導尿の手技の問題点を明確にし，Mさんにできるよりよい自己導尿の方法を一緒に考えて指導することができる．	患者の全体像を捉えることで看護の必要性を引き出し，自己学習によって自分で具体的な方法を見つけていくことができるように援助する．	指導時期は退院ぎりぎりになってしまったが，Mさんの気持ちを尊重しながら，一緒に清潔な自己導尿法について考え，チェックリストを使用し，Mさんにできる方法で自己導尿指導ができた． 腎外の指導を確認し，オリーブ油を消毒液に混ぜる方法でOKとする．
教師の捉えた学生の学習課題	患者の気持ち（羞恥心）を大切にすることと専門家として必要な関わりとのバランスをとることができる． ①Mさんとの関係を形成していく． ②自己導尿の確認をする必要性がわかる． ③尿路感染をすでに起こしていることを認識する． ④不潔な手技での自己導尿による尿路感染の可能性が考えられる． ⑤手先の細かい動作ができないこととの関連がイメージできる． ⑥正しい自己導尿の方法がわかる． ⑦Mさんに行われた指導内容を確認する．	・基本的には学生が自分で気づくまで待つ．このとらわれのために自己導尿の確認ができないようであれば退院前に看護師に依頼するか教師が代わって実施する．気づけるように援助していく． ・自己導尿を清潔操作でする必要性がわかる．尿検査の結果（白血球，細菌），肉眼的な尿混濁，白血球増加などの検査データから感染していることがわかる． ・自己学習で学生に一般的な自己導尿の方法について調べさせる．この患者に最初，腎外でどのような指導がされたか，患者はそれをどのように	・援助は要したが，患者の羞恥心を配慮しながら，自己導尿の適切な手技を患者と一緒に考え指導することができた． しかしながら，患者の気持ちを尊重しながら専門家として必要な看護を提供していくには，別の場面ではまだ援助を要すると思われる． ・実習記録で病態の分析をするうちに危機感が認識できた． ・腎外で指導されたパンフレットを見たり，患者から話を聞くこと，図書館で調べたり，教師から説明を受けることで具体的なイメージができた．

(つづく)

表5　実習目標および学習課題・教授ストラテジー・達成度(その2)

実習目標と学習課題		教授ストラテジー	実習目標および学習課題の達成度
教師の捉えた学生の学習課題	⑧再指導をするためには，前回の指導を知る必要があることが理解できる． ⑨Mさんの全体像が捉えられ，看護の方向性がわかる． ⑩自己導尿を確認するポイントがわかる． ⑪自己導尿を確認した後，どのように行動すれば専門家として関わったことになるかがわかる． ⑫問題と思った点を患者に返し，患者側から理由を聞き，対策を患者と一緒に考えていける．（共同目標の設定） ⑬羞恥心がありながら，確認させてくれた患者にどう対応すれば，患者が看護師に確認してもらう意味をより積極的に捉えることができるかを考える． ⑭チェックリストを使用して手技確認ができる．	感じ，実際指導通りにできたかなどがわからなければ，この患者に適切な再指導ができないことに気づける．知識を確認し不足していたら補う． ・専門家としての責任と行動に関しては学生が気づけなければ，教師が自分の考えを学生に伝える．	・専門家としての責任と行動に関しては，教師が自分の考えを述べるまで捉えられていなかった．教師の考えを聞いた後，自分で行動が決められ実行できた．

2 どのように教材化するか

　本章では，第1部第2章の教材化の説明（23頁）に登場してもらった学生に対して，具体的に実習の全日程でどう指導したかについて述べる．

学生と受け持ち患者の概要

● A学生のプロフィール
　某私立看護短大3年生．学内成績は中の上．目立たないおとなしい印象の学生．各論実習の2クール目の慢性期実習で受け持つ．実習期間は3週間．実習指導教師とは実習で初めて面識を持つ．

　1クール目の精神科実習では，情報を得てもそれを活用して発展できない，考えが固執しており変えられない，自己をふり返ることができにくい，患者を肯定的にみられず誠実性に欠ける，と非常に厳しい評価がついている．

　初日のオリエンテーションでは緊張の強い学生という印象を受ける．初日に1クール目で学習できたことと今後の課題を聞いたところ，学生は『自立を促すことばかりを考え，「どうして」と患者に聞きすぎた．ケアをしなかったので，少しケアができたらいい．まとまりがつかなくなると，パニックを起こす』という．どんなパニックか尋ねると，『グループカンファレンスの時に自分だけ話してしまったり，他の学生に聞きまくったりする』とのことだった．

　自宅通学．通学時間は1時間．

●受け持ち患者決定
　あらかじめ教師が病棟の教育担当の看護師と相談して，学生数にプラス2名の患者をリストアップし，実習初日に簡単に情報提供する．その後，しばらくの間，学生は自由にカルテやカーデックスなどをみて，受け持ち希望を出す．教師を交えて，話し合いの後，それぞれの受け持ち患者を決定する．学生には，患者決定の基準として，成人実習は慢性期と急性期と精神科実習と3クールあるので，できれば女性と男性を持つことと，青年期・壮年期・老年期の患者を偏らないで受け持てたほうがよいとオリエンテーションで話す．

　A学生は，第1希望ではないが，第3希望にあげたNさんを受け持つことになる．

●受け持ち患者のプロフィール
　48歳女性，Nさん．6年前に尿糖を指摘されるが，忙しさを理由に放置していた．肥満タイプであるが，ダイエットできず短時間で合併症が進行し，1年前

からほとんど失明状態．今回，透析導入目的で入院(詳細は表2参照)．

看護実習の学習内容と指導計画

◉慢性期の対象の看護実習の学習内容
① 患者の病歴と現在の病期をアセスメントする．
② 発症から現在にいたる心理社会的側面を理解する．
③ 慢性経過の中で変化(月・週・日ごと)を理解する．
④ 疾病の進行を最小限にし，合併症予防の援助をする．
⑤ 生涯，生活をコントロールするうえで生じるストレスを理解する．
⑥ 患者と目標を共有し，状態や反応に対応した患者教育ができる．
⑦ 患者が病気を受容し，社会生活における自分自身の姿勢を見出せるように援助する．
⑧ 患者および家族の退院後に起こる生活上の問題を予測し，セルフケアができるように援助する．

◉指導計画(学生と共有)(表1)

表1

	計　画	目　標
1週目	月　実習オリエンテーションと午後は自己学習 火から病棟実習 金　午後：グループカンファレンス 月〜金 　12：30〜13：30 栄養指導参加 　16：00〜17：00 糖尿病教室参加	情報収集しながら患者との信頼関係の形成に努める． できるところからケアし，患者の全体像と看護の必要性がわかる．
2週目	病棟実習 火　病棟のミニ・カンファレンスで発表 月・火　14：30〜個人カンファレンス	問題点を明確にし，日々の看護計画が立案できる． 病棟と目標を共有し，看護過程が展開できる．
3週目	病棟実習(木まで) 金　午前：グループカンファレンス 　　午後：個人評価カンファレンス	実施した看護の評価ができ，評価から看護の必要性を見直し，計画の修正ができる． 自分自身の学習課題を明確にできる．

[注] 原則として毎日実習終了後は，ショートカンファレンスを行う．

実習全体の概要

◉学生の変化

●実習初日

学生と一緒に最初の挨拶をしにいくと，患者は「目が見えなくなってからも，自分でできることはやっている．透析も仕方がない」と明るく話しかけてくる．「そう思えるまで大変だったでしょう」と教師が聞くと，「自殺しようと何度も思ったけど，娘が嫁に行けなくなるし，30年続いた中華料理店に傷がつくと思い，思いとどまった」としんみり話してくれる．

廊下に出てから感想を聞くと,「患者が多弁なのは不安の徴候でしょうか.私は何をやればいいんですか?」と質問してくる.患者の大変な状況や辛い心情については全く反応しない.

● 実習2日目のA学生の行動

病棟実習2日目(木)はシャント手術の当日である.この日の学生の実習記録と記録用紙への教師の書き込みは**表2**を参照されたい.

申し送りでは輸血のせいかもしれないが体温が37.5℃あり,夜間気分不良を訴えていること.昨日,最初のHDを施行したが不均衡症状はなかったこと.その他,手術に伴う細々した申し送りがあった.申し送り後,学生とその日の計画について調整する.A学生は,「申し送りはほとんどわからなかった」と言うので,確認してみると項目としてはほぼ聞いている.しかし,申し送り内容から,Nさんの身体的な不調やそれに伴う不安,手術に対する不安の予測などは推測できないのか,申し送りの内容を全く計画に反映させず,機械相手のような計画のままである.学生の表情も硬い.何をしていいのかよくわからないというので,学生の緊張の高さと患者の負担を考え,学生の計画はほとんど見学とし,手術後のバイタル測定だけを学生が直接実施することにする.

シャントの手術からの帰室後,バイタル測定をしている頃を見計らって教師が訪室すると,学生が必死にマンシェットにエアを入れている.患者は痛いと声を出していて,夫と娘は今にも怒り出しそうな表情でベッドサイドに突っ立っているという状況であった.教師が代わって血圧測定をし,学生には脈拍を測ってもらうが,脈も見つけられず,教師が橈骨動脈の場所を教えてやっと測ることができた.

● NさんのA学生への対応

A学生が非常に緊張が強く,技術的にも不器用であり,しかもNさん自身が心身ともに余裕のある状態ではないと判断したので,学生およびNさんの負担を軽減するため,基礎的な看護技術であっても,ケアには教師か教育主任がつくように配慮する.翌日の清拭の技術もかなりぎこちなく,結局ほとんど主任がしたという報告であった.学生の表情が硬く,緊張が強いのがわかったが,学生のいない時に患者に学生の様子をたずねると,「誰でも最初はうまくできないものよ.いくらでも練習させてあげる.でも,よくやってくれてるわよ」と思いのほかおおらかに対応してくれていた.もともと明るく面倒見のよい性格であったというNさんは,清拭やシャンプー時には学生に細かく注文をつけたり,「看護師さんはこうしているわよ」などとアドバイスをしてくれている.

Nさんは,目が不自由な上にシャント手術で片手が不自由なため,日常生活の細々とした介助が必要であり,毎日やることはたくさんあり,実施の欄には毎日ぎっしり記載している.しかし評価がうまくできず,記録上では次の計画にも日々行っていることが生かされてはこない.毎日同じようなさらっとした計画を立ててくる.しかしながら,Nさんが積極的に話す人であったので,徐々に会話はスムーズになり,実践面では細かい配慮ができるようになってきた.Nさんの話を「そうですか」と漫然と聞いていることがほとんどであったが,表

表2 学生の実習記録（実習1週目・5月14日）より（その1）

看　護　計　画	実　　施	評　　価
目標[1,2] Nさんの透析 シャント手術に対する気持ちを聞く[3]. 9° オペ室入室までの患者の様子 　申し送りの様子を観察する 　情報収集をする	8：40 訪室，ご主人と娘さんが来ている．「Nさんおはようございます」と入っていく．「こちら今度担当になった学生さん」とNさんが家族に紹介する．「もうドキドキしちゃって…」と患者．落ち着かない様子．目が赤い．「昨日は眠れました？」の問いに「眠れなかった．ずっとうつらうつらしていた」「4時半に目が覚めた．10時半頃に寝たから…ということは寝てたのかしら…」と患者と家族とも少し話をする． 8：50 オペ出しの様子を見学する．医師が落ち着く薬と言って注射する．看護師が血圧と体温を測る．患者に車椅子に移ってもらい，オペ室へ．車椅子からストレッチャーに移ってもらう．オペ室の看護師へ昨日からの様子，入っている薬などを申し送っている．	・前日あいさつにいった時に，名前はいいから，声で判断すると言っていたけど，今日はおはようございますと言って入っていっただけなのに，学生が来たとわかって家族に紹介してくれたので，すごく聴覚というか，勘がいいと思った． ・家族がいたことと，私が緊張していたこともあって，患者が「ドキドキしちゃって…」と言っても，「ドキドキしてるんですか」くらいにしか返事をすることができなかった．もっと，患者の訴えることを受け止められるような対応の仕方ができればいいのにと思う． ▼教師のコメント
11° 帰室時の患者の様子 　バイタルサイン，シャント音を聞く．顔色，血圧など． 　手術創から3〜4cm上をステートを用いて聞く．創の状態，出血，痛みなど． 〈報告〉	11：00 午前中の報告「特にないです」と言う．オペ室から呼ばれたということで迎えにいく．ストレッチャーで迎えにいく．オペ室のストレッチャーからストレッチャーへ，左手を注意しながら移動させる．オペ室の看護師からオペ中の患者の状態についての申し送りを聞く． 11：40 帰室「学生さんバイタル測って」と言われて[5]，体温計を右の腋窩に入れる．血圧を測る．1回目，腕の下に管があって水銀柱が上がらない．2回目「聞こえない」と言うと看護師に「落ち着いて，しっかり」と言われる．3回目136で聞こえたが，今度はマンシェットの空気が抜けなくなって患者に「しびれちゃうよ」と言われて，両手で排気弁をあける．先生に測ってもらう．先生に脈は？と言われて脈拍を測定する．初め触れていたが途中でわからなくなってしまう．その後，脈が見つからない．先生に脈のあるところを教えてもらい測定する[6]．	誰に言われたのですか？言われて測ったというより，計画してきていたから測ったのではないですか ・まともに測れたのは，体温だけでそんなの誰だってできるよと思った．血圧を測る時，1回目に血圧計の管が腕の下に入っていて測れなかったあたりから冷静にできなくなってしまった．脈拍を測ることも先生に言われるまで忘れていたし，脈のある場所もよくわからなくなって教えてもらったし，改めて自分の無力さを感じたし，何回もやり直してしまって患者に申し訳ないと思った．患者の脈の場所もだいたいわかったので，次回からすばやく測れるようにしたい 技術に関しては，できないことがわかり，どこが問題かがわかれば，努力することでできるようになります．最初はみんな同じです．患者のためにも頑張って上達してください．
12° 配膳 　患者の食べやすい場所に置く 　患者にどこに置いたらよいか聞く 　患者の食事をしている様子を観察する 12：30〜13：30 休憩 14° 訪室 　足浴をする（温度40℃前後） チェックポイント ・足の脈拍は触れるか（後脛骨動脈，足背動脈）	12：00 フルーツがあるから朝食のほうがいいと患者．朝食を食べる．看護師に左手を動かさなければベッドアップしていいと言われて，ベッドアップする．娘さんが介助するということで退室する． 　　　　点滴を抜去すると言われて，見学にいく．抜いたところを5分間くらい圧迫してと言われて押さえる．「もっと強く押さえていいよ」と言われて強く押さえる．医師から患者へオペの説明がなされる． 13：30 体がだるいと患者．「左手を動かせないのが辛い」と患者．「動かすなと	・思ったこととかをはっきり言ってくれる患者さんなので救われている部分が多いように感じた．言われないでもできるようにしたい．「もっと強く押さえていいよ」と言われなかったら圧迫がきちんとできなかったかもしれない．今日のこの時間になってやっと患者と話をすることができて安心した． ・患者のつらい気持ちを受け止められたかどうかはわからないけど，私が言った言葉に対して，その内容をどんどん話してくれたので患者の気持ちはわかったと思う． （つづく）

表2　学生の実習記録より（その2）

看護計画	実　　施	評　　価
・触覚，痛覚，温覚はあるか． ・皮膚の色，変化はないか． 　血糖測定の見学 　体重の測定 ・透析，シャントについてどう思っているのか，どう理解しているか聞く 【調整時の教師のコメント】 唐突にこちらが知りたいことを質問していくのではなく，申し送りで得た情報（微熱がある，HD中気持ち悪くなったなど）を生かして会話を進め，今の患者の気持ちを知るようにもっていくとよい．	言われるとよけい気がそこにいって辛いですね」と言うと「いつも左側を下にして寝るのよ」と． 　オペについて，「縫っている時，つっぱって縫ってるとわかる」「意識があるから話している内容など，わかって大変でしたね」と言うと「そうよ，医師が医師に説明しながらやってるから目が見える時にみた枝になってる血管の枝とか想像しちゃって気持ち悪くて…」と患者．「左手の痛みはないんですか」の問いに「痛みはない」「どれくらいになったら言えばいいのかしら，限度がわからないわね．あまり痛み止めって使わないほうがいいんでしょう？」と言われて「でも痛み止めって痛くなり過ぎた時に使うとあまり効かないというから，痛くなったら言ってくださいね」と言う． 14：25　体が熱いといって体にかけていたバスタオルを剥ぐので体温測ってみましょうと言って，体温と血圧を測る．「37度9分です」と言うと「どうりで体が熱いと思った」と患者．「氷枕を作ってきて」と言われて氷枕を作る． 　左手がどくどくしていると患者． 14：30　先生とシャント音を聞きにいく．	 ・血圧は162/72で少し低めに測ったかなと思ったけれど，4回目にしてやっと測れたので，今度からはもっと早くきっちり測れるようにしたいと思う． ・思っていたよりも大きな音で，創の上から聴診器で3つぐらいのところまで聞こえた．静脈がもっと成長していったらどんな音になるのだろうと思った．糖尿病性腎症の患者は内シャントが発達しない例が多いとあったので，閉塞，感染，出血に注意して，シャントを大切に管理しなくてはと思う． ・今日の目標，食事の様子，足浴（オペ後で熱があったし，朝全身を拭いてもらったと言っていたので止めた）もできなくて，計画通りにはいかなかったけれど，患者とわだかまりなく話せたと思ったので，これから上手く患者とやっていけそうという気持ちになれた．

（注）アンダーラインは教師が引いたもの．評価の欄で四角く囲んだ箇所は学生の記録に教師がコメントを書いたもの．

（教師の解釈）
1) 目標は，できれば患者の目標を書くようにと指導しているが，これは学生の目標になっている．
2) 申し送りの内容（前日，直接穿刺で透析を施行し，不均衡状態が出て調子が悪いこと，朝熱が出ていること，など）が計画に生かされていない．
3) 透析，シャント手術に対する気持ちを聞くという計画があるが，具体的にどのように聞いていくつもりなのかが気になる．
4) 昨日，あいさつに行った時に，何度も自殺をしようと思ったなどといった辛い気持ちを話してくださったが，学生は「多弁は不安の徴候ですか？」と教師に質問してきたことを思い出す．シャント手術で神経質になっているうえに，身体的にも調子がよくないNさんに，学生が無神経な質問をしたら困るという思いを強くする．
5) 「～と言われて」実施したという表現が非常に多いのが気になる．させられた体験ではなく，自分が主体的に関わっていくようになってほしい．

（表つづく）

6) 基礎実習ではなく，各論実習の2クール目であり，まさかここまで基礎的な技術ができないとは考えなかったので，予想外であった．学生がとても情けない思いでいるだろうと想像して，責めるようなコメントはせず，誰でも最初はそうだから練習して慣れるようにとコメントをした．

患者や家族と接している場面での学生は非常に緊張が強く表情も硬かったし，技術的にも不器用だということがわかったので，次のことに考慮した．

① 基礎的な技術でも，できて当たり前という態度でなく，初めはみんなできないところからスタートしていると伝え，緊張をほぐして実習に取り組めるように援助する．
② 患者の気持ちを感じとって，それをケアにつなげていけるようなアプローチのロールモデルを示す．

以上の2つを指導の目標とし，病棟の教育担当主任と調整する．

情は徐々に柔らかくなってきた．

●カンファレンスでの学生の行動とその後

しかしカンファレンスでは，Nさんの気持ちに触れるような話は学生から相変わらず全く出てこない．教師は，自分がNさんとの関わりで気づいたことをエピソードとして，他の学生を加えた毎日のカンファレンスで話すように心がけ，学生が気づいたことを表出してくれることを期待して待った．

実習記録は2週目の終わり頃から，患者の気持ちが反映した評価ができるようになった．指導に関しては，最初，「わかってる」という患者の言葉を聞くとそれ以上何も言えずにいたが，具体的に献立を一緒に立てたりする中で，患者の知識の不正確な点や実際にはできていなかったことがいろいろと出てきて，そうした内容から指導をふくらませていくことができるようになってきた．

このころには，患者の話を漫然と聞いて笑っているのではなく，会話の中から矛盾点を見つけて患者に確認したり，透析中には隣りの患者（Kさん）の質問にも答えながら，「Kさんの場合は…」と自然に指導したりする余裕も出てきた．2週目の終わり頃からは，ほとんど自力で指導を発展させ，患者からも頼られる関係ができた．

●教師の感じた問題点
●表面的には患者の話を聞いているが，共感的理解ができない．
●情報を計画に生かせない．特に患者の心情を酌んで，計画に柔軟性をもたせることができない．
●対人関係のとり方が不器用で緊張が強い．
●防衛が強く，学生の本音がつかみにくい．

●どんな関わりを持ったか

1クール目での情報があったので，関係のとりやすい患者を受け持てるようにした（第3希望であったが，学生のケアができるようになりたいという希望が達成しやすいのではないかと助言した）．

学生の学習目標は『ケアができるようになりたい』であったが，教師のとらえた指導目標（学習課題）は，「患者の気持ちや反応に目を向け，そこから個別の計画につなげていくことができる」であり，ギャップがあった．

そこで，教師としては，カンファレンスなどでNさんとの関わりで教師の感

じた気持ちなどを教師自身が自由に述べることで，学生が患者の気持ちや反応に目を向け，学生も自由にそれが表現できるように意図した．ケアに関しては，学生が目標にあげているために重点をおいて指導していると話して，計画を具体的に立てるように指導し，ケア場面には教師か教育主任がつくように配慮し，必ず気づいたことをフィードバックするようにした．

　実習終了後のショートカンファレンスで，毎日その日に一番印象に残ったことを全員に聞く．その際，A学生から出てこなくても必ずNさんの言動の中から，Nさんの気持ちの揺れや家族の気持ちなどについて話していくようにした．

　ケアなどうまくいかなかった時には，学生の気持ちを推測して確認し，フォローしてから，ケアの評価をするようになった．また，できるだけリラックスして実習ができるように，ときどき雑談をまぜるように配慮した．

　1週目は，記録に関しても細かく指導せず，患者の気持ちに目が向くことだけを目標に関わった．

　そのうち，繰り返し行うケアは緊張しなくなり，患者との会話がスムーズになってきたので，その時点で(2週目に終わり)，患者指導に関する具体的なアドバイスをしていった．

　透析食 1,800 kcal(その後，もう少しダイエットの必要があるからと糖尿病食 1,680 kcal に変更)，蛋白 50 g，塩分 3～4 g，カリウム制限あり，水分 800 ml 以下という難しい食事療法であったので，糖尿病の食品交換表を使ってどのように考えていけばいいのか，指導の仕方を他の学生も含めて教え，学生からの質問にも答えて，知識に対する学生の自信を高めるようにした．

　学生の記録をもとに，3週間の実習期間での学生の経験を素材とした教科内容についてまとめたのが図1である．

評価

●学生の反応（評価カンファレンスで）

　最初は普通に話しているが，途中から泣きながら話してくる．
- 看護という仕事が自分には向いていないのではないかと悩んでいた．患者の気持ちは避けて通ろうとしていた．
- 患者の言うことはわかるけど，まとめようとするとどうしていいのかわからない．いろいろとこうじゃないか，ああじゃないかと思うけど，決めてしまうのは患者に悪いと思った．
- 計画を立てていっても，リーダーとの調整で「それはあなたのしたいことよね」と言われて，どうしたらいいか困ってしまった．
- 計画に患者の気持ちが出てこないと言われてくやしかった．
- 1年の時の基礎実習でもアセスメントができなくて，何回も個人カンファレンスを先生とした．
- 今回の実習もずっと来たくなくて，辛かった．計画を立てるのが苦痛でしかたがなかった．

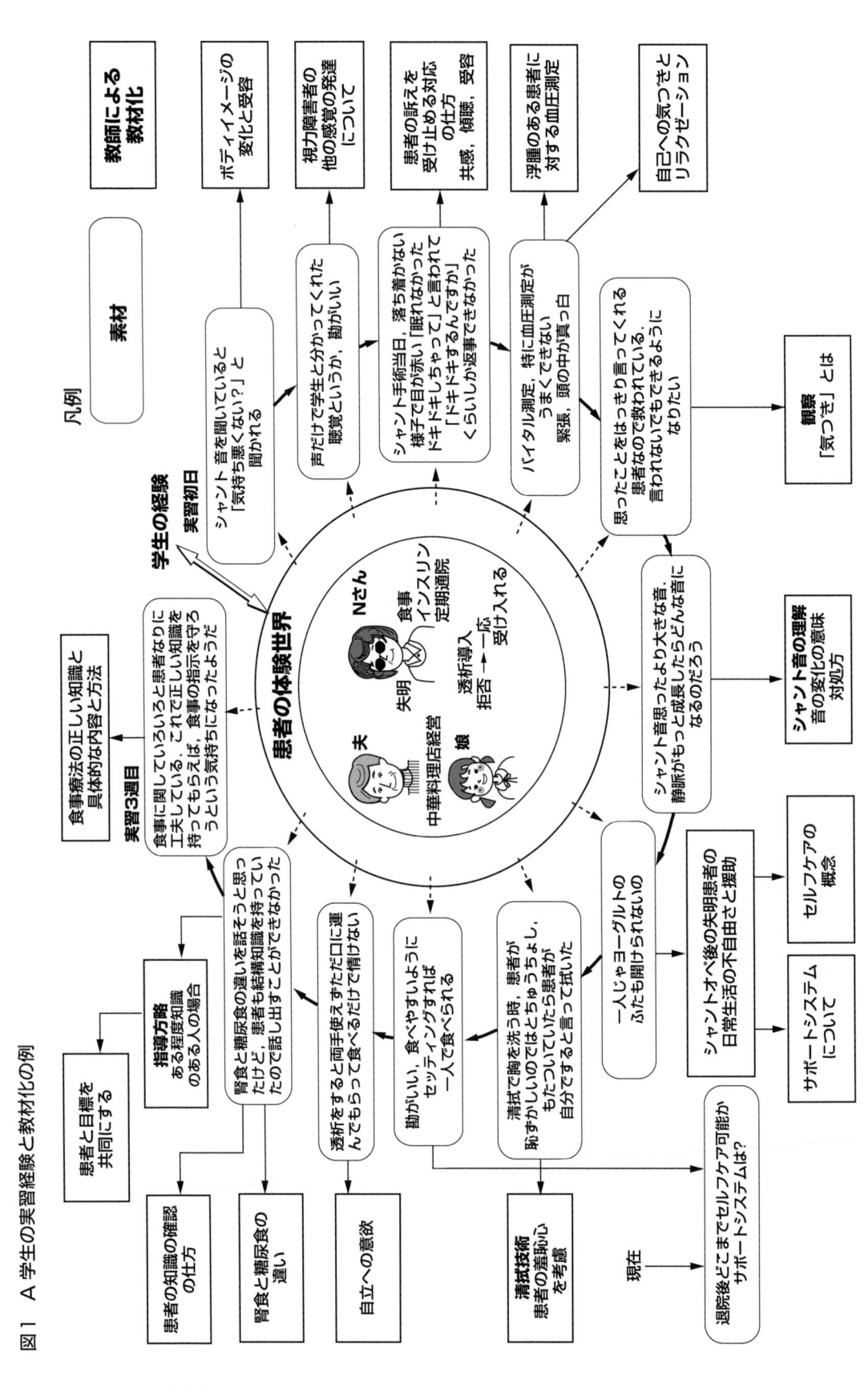

図1　A学生の実習経験と教材化の例

凡例

- 教師による教材化
- 素材
- 学生の経験
- 観察「気づき」とは

患者の体験世界

Nさん
- 失明
- 食事／インスリン／定期通院
- 透析導入 → 拒否 → 一応受け入れる

夫：中華料理店経営
娘

実習初日

- シャント音を聞いていると「気持ち悪くない？」と聞かれる → ボディイメージの変化と受容
- 声だけで学生と分かってくれた「聴覚というか、勘がいい」→ 視力障害者の他の感覚の発達について
- シャント手術当日、落ち着かない様子で目が赤い「眠れなかった」「ドキドキしちゃって」と言われて「ドキドキするんですか」くらいしか返事ができなかった → 患者の訴えを受け止める対応の仕方　共感、傾聴、受容
- バイタル測定、特に血圧測定がうまくできない　緊張、頭の中が真っ白 → 浮腫のある患者に対する血圧測定
- 思ったことをはっきり言ってくれる。言われないでも救われるように言われないでもできるようになりたい → 自己への気づきとリラクゼーション
- シャント音思ったより大きな音。静脈がもっと成長したらどんな音になるのだろう → シャント音の理解　音の変化の意味　対処方

実習3週目

- 食事に関していろいろと患者なりに工夫している。これで正しい知識を持ってもらえば、食事の指示を守ろうという気持ちになったようだ → 食事療法の正しい知識と具体的な内容と方法
    - 患者と目標を共同にする
    - 患者の知識の確認の仕方
- **指導方略**　ある程度知識のある人の場合
    - 腎食と糖尿食の違いだけど、患者も結構知識を持っていたので話し出すことができなかった → 腎食と糖尿食の違い
- 透析をすると両手使えずだけに運んでもらってちゅうちゅうすれば食べられる → 自立への意欲
- 勘がいい、食べやすいようにセッティングすれば一人で食べられる
- 清拭で胸を洗う時、恥ずかしいのではと口に出してしらっていたら患者が自分でするからと言って拭いた → 清拭技術　患者の羞恥心を考慮
- 一人じゃヨーグルトのふたも開けられないの
- シャントオペ後の失明患者の日常生活の不自由さを援助
    - サポートシステムについて
    - セルフケアの概念

現在
- 退院後どこまでセルフケア可能か？サポートシステムは？

138　第4部　臨床実習教育の実践例

- 2週目の終わり頃から計画を立てるのが苦痛でなくなった．勉強していくうちにわかってきた．自分の中である程度まとまるまでは，何もできない．

◉ 学生の感想文からの抜粋
- 血圧測定は自信がなかったので，5月の連休中に家族を相手に練習していた．
- 練習した人はみんなやせていたけど，患者はむくんで太っていたから，実際には全然うまくできなかった．
- 練習したのにできなかったので，すごいショックだった．頭の中が真っ白くなってしまった．
- 先生が来てくれて本当にうれしかった．

◉ 教師の評価（教師間で共有する評価表への記載）
- バイタル測定・清拭などのケアに対する自信のなさは反復することで解消し，できるようになった．
- 知識をしっかり持ったと自分で思えるまでは動けないタイプだと自分でいう．それまでは患者の気持ちを情報として活用することができないという．
- 計画を立てるのが苦痛で2週間実習に来たくなかったという．
- 2週目の後半から苦痛なく計画が立てられた．患者の訴えをよく聞き，気持ちを深くとらえられている．
- 緊張型で不器用な学生．記録に事実は書けるが，評価が反省的．
- 後半よくなった．

　この事例の学生は教材化の事例としては，難しい事例である．この事例の学生は日々提出する実習記録に非常に細かく自分の経験を記述してはくるが，その貴重な経験に対する意味づけがほとんど記載されていなかった．前日のカンファレンスで話し合ったり，個別指導で伝わっただろうと教師が思う学習内容がほとんど記録には記載されてこなかった．そのためふり返り（リフレクション）の力が足りないのではないかと推測できた．教材化のプロセスは最初の頃は教師からの働きかけで学生の経験をカンファレンスの場に出し，他学生にも考えさせるようにしながら教師による経験の解釈を学生に投げかけて一緒に考えていくという形であった．学生から感じる指導に対する抵抗感のようなものが取れない限り，教師と学生の共同作業による教材化やその後の授業展開は困難だと推測される事例であった．

　学生の直接的経験に焦点を当て続けて，次々に教材化をしていった（図1参照）のであるが，最初は教師の主導的な教材化であったが，実習後半になるに従い，学生が徐々に積極性を発揮し，自分の気づいたことや考えたことを話すようになり，教師と学生の相互主体的な関わりに移行してきた．その時その場の変化する実習環境で，教師の指導能力と学生の学習能力のせめぎ合いの中で，実際の授業は展開していくので，こうでなければならないという方法というのはないと考えているが，常に学生の経験に開かれた姿勢を保ち続けることが教師に求められることだと考えている．

●引用・参考文献
1) 安酸史子:看護学実習における教授＝学習過程成立に関する研究.看護教育学研究,第1号:14-32,1988.(千葉大学修士論文の一部)
2) 安酸史子:看護のおもしろさが伝わる実習とは 教育者の立場から.看護学雑誌,59(1):28-32,1995.
3) 藤岡完治,村島さい子,安酸史子:学生とともに創る臨床実習指導ワークブック.医学書院,1996.
4) 安酸史子:授業としての臨地実習 学生の経験を教材化する力をつけるために.看護管理,6(11):790-793,1996.
5) 安酸史子:看護学実習における教材化に関する問題と求められる研究成果.Quality Nursing,3(3):14-20,1997.
6) 安酸史子:経験型の実習教育の提案.看護教育,38(11):902-913,1997.
7) 安酸史子:臨床実習指導者に関する研究的取り組みに向けて.Quality Nursing,4(8):15-21,1998.
8) 安酸史子:臨床実習指導の工夫 実習の教材化モデル開発の経緯.教務と臨床指導者,11(2):100-105,1998.
9) 安酸史子:精神科実習における教材化の実際.教務と臨床指導者,11(3):90-97,1998.
10) 安酸史子:「経験型」実習教育の学生にとっての意味.教務と臨床指導者,11(4):104-112,1998.
11) 安酸史子:経験型実習教育の考え方.Quality Nursing,5(8):4-12,1999.
12) 山本京子:カンファレンスの授業分析方法の検討 経験型実習教育に示された教材化の視点での分析.Quality Nursing,5(8):28-35,1999.
13) 浅田匡,生田孝至,藤岡完治編:成長する教師 教師学への誘い.金子書房,1998.
14) A. Bandura編/本明寛,野口京子監訳:激動社会の中の自己効力.金子書房,1997.
15) A. Bandura: SELF-EFFICACY. Freeman, 1997.
16) 佐藤学:カリキュラムの批評.世織書房,1996.
17) 藤田恵璽:藤田恵璽 著作集1 学習評価と教育実践.p.125,金子書房,1995.

さくいん

あ
アクチャリティー　54
アセスメント　8,9,14,20,137
アート　52,53
　── としての看護技術　53
　── の発見　52
アプローチ　123
あるがまま　51
暗黙知　53,69
　── の構造　64

い
医学モデル適用看護教育モデル　16
医療-回復過程　55,56
　── のプロセス　56
医療文化　45
意志　48,49
　── の交わりの場　49
意味　48
　── の内に住まう　48
　── の源泉　60
意味形成　44
　── の場　45

う
受け持ち患者　131
　── のプロフィール　131
　── の決定　94,131
　── 情報　96
受け持ちクライエントの決定　116
写し取る　61
運動技術　9

え
エンカウンターグループ　19
嚥下訓練　61

お
オリエンテーション　20,72,118,131
おまかせ型臨床実習　41

おむつ交換　48,49
応用臨床看護実習　19

か
カリキュラム　15,16
カンファレンス　37,38,39,72,80,73,123,126,128,129,136
科学
　── の言葉　51
　── の知　46
仮説的定義(看護としての)　47
回復過程　102
回復の方向　100,102
外泊　60
外発的動機づけ　119
概念主義　62
関わり　47
　── の知　48
　── の方針　106
鍵概念　47
覚知　50,59,64
確認能力　119,127
確認ポイント　124
学習
　── の吟味　44
　── の継続性　79
　── の個性化　68
　── の準備　40
　── の成果　40
　── の促進　40
　── の場　54
　── の本質　44
学習意欲　34
学習援助型実習教育　32
学習課題　25,104,119,122,127,129
　── の達成度　118,129,130
学習過程における評価　40
学習可能内容　23,27,57,58,100,101,106,108
学習環境　26
学習指導要領　16
学習者　45
学習的雰囲気　28,29
学習評価　39
　── の機能的分類　39
学生(→実習生も見よ)　124

　── から見た教師像　37
　── との対話　29
　── に必要な能力　30
　── による探求　27
　── の意見　30
　── の思い　30,32
　── の課題　129
　── の学習課題　118,121,130
　── の学習過程　22
　── の学習能力　29
　── の活動　58
　── の考え　132
　── の看護観　32
　── の感じたこと　30
　── の関心　83
　── の希望　94
　── の気持ち　25,29,32,137
　── の興味意欲　83
　── の経験　26,29,30,138
　── の経験(身体に刻印された)　64
　── の自己効力　35
　── の事実　114,115,119,122,127
　── の自主性　31,41
　── の実習記録　134,137
　── の実態　57,83
　── の潜在的な能力　68
　── の時の思い出　76
　── の時の経験　77
　── のねがい　56,58
　── の反応　30,137
　── の評価　38
　── の表現能力　30
　── のプロフィール　115,121,131
　── の目標　56
　── のやる気　35
　── のレディネス　22
学生観　110
学生同士の評価　38
考える　67
看護　47
　── についての仮説的定義　47
　── の基礎教育過程　19
　── の知　2
看護アプローチ　20

看護学実習　20,21
　──の分析視点　127
看護学的視点　119
看護過程　15
看護観　10,87,110,119
　──の形成　32
　──の深まり　76
看護技術　9,10,51,61,62,82
　──，アートとしての　53
　──，教育内容としての　9
　──の基礎　52
　──の習得　12
　──の創造　52
　──の追求　52
看護技能　9,15,53
看護技能中心の実習　62
看護教育学的視点　119
看護教育モデル　16,17
看護教師　41
　──の条件　12
看護計画　82,134
看護行為　51
　──のモデル　60
看護実習
　──の指導計画　132
　──の学習内容　132
看護実習教育　37
看護者としての資質　85
看護すること（＝ナーシング）　51
看護的な意味付与　79
看護手順の自動化　62
看護文化　45
看護理論　119
看護臨床学モデル　14
患者（→クライエントも見よ）
　──-看護者関係　20,22
　──の学習　20
　──の気持ち　25,31,118,127,
　　129,134,136
　──の羞恥心　127,129,138
　──の世界　100,101
　──の体験世界　138
　──への説明　97
　──への了解　97
　──を尊重する気持ち　90
患者理解の能力　29
患者リスト　97,98
　──の作成　96
感覚的接触　26
感情
　──の受容　60
　──の明確化　60
関係の発展の場　45
観察能力　119
環境調整能力　119,127

き

気づき　85,103
気持ち　90
　──，学生の　25,29,32,137
　──，患者の　25,32,90,118,127,
　　129,134,136
希望　49
基礎看護学実習　16
基礎教育過程　16,19
基礎臨床看護実習　18,19
基礎臨床実習　18,19
　──学　19
基本的ニード　56
　──の充足　57
期待　27
期待概念　35
聴ける能力　30
機能臨床看護実習　19
機能臨床実習学　18
技術　9,31
　──の基礎　52
　──の原因　9
　──の深化　53
　──の深化の相　51,52
　──の創造　52,53
　──の探求　52
技術訓練　14
技術行為　51
技能　9
技能訓練型の実習　14
技能中心主義　61
共通認識　88
共同作業　24,88
共同目標　22
協働すること　65
協働の場　65
教育　28
教育課題　25
教育環境　90,92
教育技術　9
教育技法　29
教育効果　42
教育的配慮　27,80
教育的雰囲気　27
教育的な関わり　28,29,87
教育としての臨床実習　8
教育内容の精選　119,127
教育方略　114,119,122,127
教育目的・目標　78,119,120
教科内容　20
教材　20,25
　──の精選　119,127
　──のねらい　129
教材化　3,4,20,23,27,28,105,108,
　　110,131,138
　──の重要性　21
　──の事例　139
　──の問題　22
　──のプロセス　24,30
教材分析　25
教師　45
　──と学生の協同作業　68
　──としてのねがい　85
　──による援助　27
　──による教材化　138
　──による自己評価　119,128
　──の解釈　135
　──の関わり　101
　──の価値観　32
　──の活動（実習中の）　72
　──の看護観　120
　──の看護教育観　32
　──の結果予期　35,36
　──の効力予期　35,36
　──のコメント　129,134
　──の自己効力　35,36
　──の自己評価　37
　──の視点　37
　──の態度　119,127
　──の発問　25
　──の評価　139
　──の問題意識　114,115,119,
　　127
　──のレディネス　127
　──への信頼　30
教師経験のふり返り　130
教授＝学習　44
教授＝学習過程　21,24,112,119
教授ストラテジー　118,129,130
近代科学の知　46

く

クライエント（→患者も見よ）　114,
　　119,127
　──の決定方法　120
　──の言動　115
　──の事実　114,115,119,122,
　　127
　──のプロフィール　115,120,
　　121
グループカンファレンス　123,131,
　　132
グループダイナミクス　80
グループワーク　103
区分け　60

け

ケアニーズ　96
形成的評価　39
経験　10,11,18,26,28

―――，学生の　26,33
―――，相互性の　50
―――，苦い　30
―――の意味づけ　30,32,33,44
―――の成熟　44
―――の変容　44
経験型学習　14,26
―――教育　27
経験型実習教育　79
結果予期　34,35,36
―――，学生の　35
―――，教師の　35,36
建設的な批判　38
言語化　62
―――する能力　29
現場常駐型　41

こ

コミュニケーション　56,57
コミュニケーション過程　45
コメント　129,134
コンプライアンス　32
孤独感　89
個人カンファレンス　137
個性化　68
工学モデル　55
行為の知　65
行動による対話　55
効力予期　34,35
―――，学生の　35
―――，教師の　35,36
講義　67
克服したい困難なこと　89
困難である理由　89

さ

最終評価カンファレンス　39
させられ体験　89

し

シーツ交換　48
シミュレーション　54
シャント音　23,24,134,138
ショートカンファレンス　132,137
至福　53
至福経験　53
知る(こと)　2,53,67
指導仮説　57
指導型患者教育　32
指導型実習教育　32
指導過程　118
―――のふり返り　130
指導過程記録用紙　37,112,116,117,120,123

指導観　87,110
指導方略　57,58,99,138
指導目標の設定　88
思考の柔軟性　31
自己　53,60
―――の知　3
自己を学ぶ　64
自己効力　34,36
―――，教師の　36
自己効力理論　34
自己導尿　121,122,127
自己評価　110
―――，教師の　37
自信(自分への)　63
自発性(無名の)　50
自分
―――なりの看護　45
―――への自信　69
―――への信頼　69
事前学習　82
事前的評価　39
師長　90,91
失禁　48
失敗のリスク　54
実習
―――，技術訓練型　14
―――，経験型　14
―――，知識適用型　13
―――，見習い型　13
―――に対する意識　83
―――に対する期待　81,83
―――に対する方針　92,93
―――の意味　74
―――の思い出　74
―――のタイプ　13
―――の場　54
―――の目標　57
―――への期待　77
―――へのねがい　85
実習オリエンテーション　132
実習教育　8,26
―――に対する価値観　36
―――の意義　36
実習記録　108,123,129,133,134
―――内容　108
実習計画　81
実習経験　22,138
実習校の教育理念　78
実習施設　41
―――の概要　92
実習指導
―――の流れ　72
―――の場　86
―――のプロセス　110
―――の方向　85
―――の目標　88
実習指導計画　120

実習指導構想図　56,57
実習場
―――の教育環境　90
―――の条件　99
実習場面の教材化　105
実習生(→学生も見よ)　74
―――だった時の経験　76,112
―――の位置づけ　90
―――の課題　80,99,103
―――の関心　83,84
―――の希望　94
―――の興味意欲　83,84
―――の経験　72,105,106
―――の行動予測　101
―――の実態　83,89
―――のニーズ　103
―――のレディネス　57,72,83
―――の把握　78
―――への関わり　112
実習中の出来事　76,77
実習場面の教材化　29,105
実習評価　37
実習目標　22,118,129,130
―――の達成度　129
実習目的・目標　79
実習予想展開図　55,99,100,101
―――の描き方　102
実践記録　115
実践の知　2,3
主体性　50
主体的　50
主体的協同　45
主体的実践　47
主体としての自己　60
受動　50
授業　44
―――としての臨床実習　4,46
―――の本質　44
―――の目標　119
授業改善　38
授業過程のモデル　27,28
授業計画　115,119,127
授業シュミレーション　115
授業分析　114
羞恥心　118,127,129
順序性(技術の深化)　53
焦点化　62,65
食事の援助　58
食事の介助場面　61
状況　49,50
―――の意味　48
状況の知　3,47
―――の変化　50
状況把握能力　29
身体　47
身体の知　3,48
―――の反応　48

さくいん　143

信頼　29
　──，自分への　69
親密な関係　49
人的環境　90

す

スキルトレーニング　18
スタッフナース　90,91
ストラテジー　118,119,121
ストレス　122

せ

生活の質(QOL)　47
成功体験　35,36
折衷型看護教育モデル　16,17
先輩の知恵　86
全体カンファレンス　123

そ

素材　23,25,138
　──の教材化　4
相互性　49
　──の経験　50,51
相互行為的営み　47
相互主体的
　──な営み　47
　──な関わり　120
相互主観的な関係　45
相互身体的
　──な関わり　48
　──な関係　45
相互的関わりの知　3
創造的協同　45
総括的評価　39
総合看護学実習　16
即応　47,49

た

他者の他者性　49
他者理解の場　86
対話　55
代理的経験　35,36

ち

チェックリスト　124,125
知識　11
知識適用型(実習)　13
知識偏重教育　12
知的技能　9
知の見直し　2
注意の集中　51
直感　108

直接的経験　14,26,27,28

て

ディスカッション　77
デザイン　54,55
デューイ，J　26
出会い　53

と

トップダウン型　79
トポス　46
トラウマ　52
徒弟制度　12
統合的全体　48
同僚評価　38

な

ナーシング　51,53,63
　──における状況の認識　63
　──の構造　65
　──の深化　65
　──コンセプト　62,70
　──テクニック　53,62
内発的動機づけ　119,127
中村雄二郎　26,46

に

ニーズ　59,99,103
　──，実習生の　103
苦い経験　30
人間的状況　47,49,59,61
認識の構造　64

ね

ねがい　27,46,49,56,57,61,85,112
　──，学生の　56,58,112
　──，教師としての　85
　──，実習への　85

の

能動　50

は

パラダイム　46
　──シフト　69
バイタル測定　133,134
場の状況　46
発問　25
話し合いのプロセス　98
反省　46

反省的経験　14,21,26,27,28
反省的思考　26

ひ

必要性　59
表現能力　30
評価　137
　──の機能　39
　──の客体　37
　──の視点　37
　──の主体　37
　──の手段　40
　──の対象　40
　──の提示法　40
評価カンファレンス　40,137
評価項目　40
病棟
　──の運営基準　92
　──の看護方針　92
　──の教育環境　92

ふ

フィードバック　119,128
フロネーシス　65
ブルーム　39
ふり返る　45,90,103,110,130,139
不確定な状況における学習　54
藤田　恵　37
物的環境　90
分析結果　127
分析視点　37,114,119,127

ほ

ボディイメージの変容　23
ポイント　124
ポラニー　67

ま

まとめのカンファレンス　126,128
マニュアル化　62
真似　9
学びのチャンス　85
学びの履歴　16
学ぶ経験　86

み

ミニ・カンファレンス　132
見える能力　30
見習い看護師制度　12
見習い実習型　13

む

無名の自発性　50
無力感　89

め

メッセージ　55
明示知　58
恵み　53

も

モデル(看護行為の)　60,61
モデル化(看護師の)　61
模擬的状況　54
申し送り　133
物真似　9
問題解決の過程　119
問題事態　60
　──の意識化　60

よ

予期せぬ事態　54
予想される困難　89,99,105

予測　108

ら

ラウンド型臨床実習　41

り

リハビリテーション　56,57,61
リフレクション　46,139
領域別看護学　18
　──,実習　17
領域別看護教育モデル　16,17
臨床教育判断能力　29
臨床実習　8,44,54,67
　──,おまかせ型　41
　──,教育としての　8
　──,現場指導型　41
　──,授業としての　4,46
　──,ラウンド型　41
　──における指導体制　41
　──の意味　63
　──のデザイン　55
　──をデザインする　55
臨床実習学看護教育モデル　18
臨床実習教育　2,8
　──における教育効果　36

　──のカリキュラム　15
　──の目的　8
臨床実習指導者　41
臨床実習展開構想図　55
臨床での活動　37,38
臨床の知　2,3,8,11,14,46,47,54,58,61,64
　──の深化　53
　──を獲得する場　67
臨床の場　49,50
臨地　8

れ

レディネス　22,57,83
　──,実習生の　57

ろ

ロールプレイ　103
ロールモデル　136

わ

わかる　48,68
枠組みの組替え　69